CURA ESPIRITUAL

CASOS EXTRAORDINÁRIOS DE RECUPERAÇÃO DA SAÚDE

Malcolm S. Southwood

CURA ESPIRITUAL

CASOS EXTRAORDINÁRIOS DE RECUPERAÇÃO DA SAÚDE

Tradução
RODOLPHO EDUARDO KRESTAN

EDITORA CULTRIX
São Paulo

Título do original:
The Healing Experience
Remarkable Cases from a Professional Healer

Publicado pela primeira vez em 1994 pela Judy Piatkus (Publishers) Ltd.
5 Windmill Street, London W1P 1HF.

Edição	Ano
1-2-3-4-5-6-7-8-9	97-98-99-00

Direitos de tradução para o Brasil
adquiridos com exclusividade pela
EDITORA CULTRIX LTDA.
Rua Dr. Mário Vicente, 374 — 04270-000 — São Paulo, SP — Fone: 272-1399
que se reserva a propriedade literária desta tradução.

Impresso em nossas oficinas gráficas.

A vida adquire coesão
por meio de fios de lágrimas
trançados ao longo do tempo
para formar um padrão de amor
sobre um tecido de empreendimentos.

M.S.S.

Meus agradecimentos aos muitos que
confiaram sua saúde e bem-estar aos meus cuidados;
sem eles, este livro não teria sido escrito.

E agradecimentos especiais aos que cooperaram,
permitindo que suas experiências únicas de cura
fossem relatadas, na esperança de que isso
possa ajudar outras pessoas.

Sumário

PARTE III. A Poltrona Ejetável: Cura Espiritual

Prefácio

Sou um terapeuta profissional de cura, e há mais de dez anos ajudo pessoas do mundo inteiro. Este livro é o relato do que aprendi graças à experiência de tratar de milhares de pessoas e de manter a mente aberta. Minha meta sempre foi a de ir além dos dogmas e da neblina das superstições tolas que envolvem muitos aspectos do mundo da cura.

Sou aquele a quem normalmente se chama "agente de cura espiritual". É um termo horrível, pois pode ser interpretado de várias maneiras diferentes, e freqüentemente de forma errada. Só posso escrever sobre minhas próprias experiências e crenças, e não faço nenhuma afirmação a respeito de outros agentes da cura. A cura é uma arte individual e, como os artistas, os agentes da cura têm cada qual seu estilo único. Não existem dois artistas que pintem da mesma maneira, e eles também não deveriam criticar os outros, cujas pinceladas diferem das suas. Pelo contrário, deveriam considerar a possibilidade de aprender algo útil observando as técnicas dos outros.

Minha filosofia é muito marcada pela questão da responsabilidade pessoal. Acredito num Espírito criador e amoroso, que está em tudo o que existe e que leva suas criaturas rumo a uma evolução criativa que garantirá a criatividade e o amor, em vez da destruição e do egoísmo. Acredito que nada sou sem esse amor que me guia, e creio que a única finalidade de estar neste planeta se associa ao que posso fazer pelos outros.

Não acredito que Deus cure por nosso intermédio. Por que ele haveria de fazer isso? Ele poderia curar diretamente, sem a nossa ajuda, caso quisesse. Em vez disso, Ele nos deu o poder de ajudar os outros, quando resolvermos fazê-lo. Se usarmos esse dom da maneira prevista, o grande amor Dele nos orientará, nos deixando aptos a dar aos outros o que eles precisam. Mas temos de assumir a responsabilidade pessoal por esse dom, e quanto mais totalmente assumirmos essa responsabilidade, tanto maior será o dom, o amor a ser dado. Este livro foi escrito, principalmente, devido aos vários pedidos que recebi de pacientes e de amigos para colocar no papel algumas das lições que aprendi, para que outros também possam se beneficiar delas.

Como foi que comecei com tudo isso? Como se explica que um homem de negócios se envolva em coisas desse tipo? Na época, eu estava administrando minha empresa de *marketing* agrícola internacional. Eu também tinha contratos com uma das grandes empresas norte-americanas de petróleo para administrar uma parte de suas atividades agrícolas. Essas atividades exigiam que eu viajasse freqüentemente pelo mundo inteiro.

Certo dia, quando estava voltando de Londres, fiquei preso num engarrafamento e, por acaso, reparei num cartaz em uma vitrine, anunciando uma "Igreja Espiritualista". Na ocasião, não pensei muito no assunto, mas, no decorrer da semana, essas duas palavras — "Igreja Espiritualista" — começaram a me perseguir. Fiz uma série de perguntas a respeito delas, esgotando a paciência de todas as pessoas que pudessem saber o significado da palavra "espiritualista". Desconfio que devo ter-me tornado um cara bastante chato, porque minha mulher acabou sugerindo que eu fosse até lá e assistisse a um dos seus cultos. Ela disse: "Ninguém aqui terá um momento de paz enquanto você não for lá e descobrir tudo por conta própria!" No fim de semana seguinte, fui a um dos cultos.

Preciso admitir que, no início, achei que todos os presentes eram malucos, principalmente quando o ministro responsável pelo culto apontou o dedo para mim e disse: "O senhor vai ser um agente da cura para Deus; há uma grande aura branca em torno do senhor. O trabalho que terá de realizar está apenas começando." Acreditem, não consegui sair de lá tão depressa quanto queria. Eu, um agente da cura? Uma suposição completamente absurda. Eu tinha mulher e quatro filhos para cuidar, uma empresa para administrar. Eu devia estar louco quando pensei em me aproximar daquele lugar! No entanto, por algum motivo que eu não podia explicar, eu simplesmente não conseguia me manter afastado, e todas as vezes que ia lá recebia a mesma mensagem. Até que, por fim, as pessoas começaram a pedir que eu curasse suas dores de cabeça, suas dores nos joelhos, e que resolvesse outros problemas sem gravidade. O que mais me espantava era o fato de que eu *conseguia* fazer isso, e as pessoas começaram a me procurar em número cada vez maior.

Passado certo tempo, a mesma voz interior que insistira para que eu visitasse a tal Igreja Espiritualista me disse para deixar de freqüentá-la. A igreja cumprira sua finalidade colocando-me nesse caminho; daquele momento em diante, eu seria responsável por mim mesmo. Pode parecer estranho dizer que se ouve uma voz em algum lugar dentro de si, dando instruções, mas esta não foi a primeira vez que passei por esse tipo de experiência. Desde criança, eu ouvia essa voz me instruindo e guiando, e nunca tivera motivos para achar que isso não era normal. Eu, particularmente, achava que todos ouviam essa voz, que protegia e orientava. Na verdade, houve momentos em minha vida em que essa voz falou por mim, e cheguei a pegar a mim mesmo repetindo idéias que não eram minhas. E isso me livrou de várias situações, digamos, difíceis. Sempre que eu não conseguia pensar numa resposta, a única coisa que eu precisava fazer era permitir que essa "voz interior" falasse por mim.

Pouco tempo depois disso tudo, em 1979, fiquei muito doente e passei algum tempo internado num hospital da região. Eu me lembro muito pouco desse período, a não ser que saí do meu corpo. Essa lembrança é agora extremamente vaga, mas lembro que fui a algum lugar receber instruções. O lugar se parecia com uma dessas escolas de cursos intensivos. Suponho que um médico diria que eu estava tendo alucinações, mas não se tratava disso. Tudo durou no máximo uns cinco dias. Durante esse tempo, que fiquei no hospital, estive num pavilhão de isolamento, e fui submetido a duas punções lombares e a uma bateria de exames. No final, ninguém conseguiu diagnosticar com exatidão os motivos pelos quais sofri um colapso repentino com dores lancinantes, e depois mergulhei numa espécie de semiconsciência. Mas uma coisa era certa: o homem que internaram no hospital não era o mesmo que recebeu alta. Deve ter se passado uns doze meses até que eu me recuperasse outra vez, e durante esse tempo comecei a perder o interesse pela minha empresa. Minha maneira de encarar a vida e a morte, bem como os meus valores morais, tinham passado por mudanças. Algo mais passara também por mudanças: meu dom de cura. Naquele momento, ele estava realmente começando a "decolar", e os problemas que me pediam para resolver eram em número cada vez maior.

Posteriormente, acabei fechando os departamentos que ainda restavam da minha empresa agrícola, e comecei a me concentrar inteiramente na cura. Suponho que reagi como a maioria das pessoas quando de repente percebem que têm algo de muito valor para oferecer. Eu queria que o mundo inteiro soubesse. Meu entusiasmo não conhecia limites. A primeira coisa que faria, pensei, seria publicar anúncios na imprensa para chamar a atenção de todos. A essa altura, aquela vozinha interior se manifestou: "Não faça propaganda." Que bobagem, pensei. De que adianta ter um dom e não usá-lo? E assim, pela primeira vez, ignorei a minha voz-guia e comecei a pensar numa campanha publicitária.

Um dia depois da voz ter me dito aquilo e de eu ter lhe respondido firmemente que eu faria o que julgasse melhor, recebi um segundo aviso para não usar a publicidade. Naquele dia, eu tinha um compromisso e esperava alguém pela manhã. No horário combinado, bateram à porta, mas não era a pessoa que eu aguardava. Em vez dela, lá estava um padre. Eu não o conhecia e a expressão estampada no meu rosto deve ter sido de surpresa, pois ele começou a pedir desculpas por estar ali e a dizer, um pouco embaraçado, que não sabia explicar por que viera bater à minha porta. Ele disse que estava no carro a caminho de um outro compromisso quando repentinamente sentiu uma vontade incontrolável de entrar pelos nossos portões e de ver a minha casa.

"Eu não sei o que estou fazendo aqui", disse ele, bastante confuso. "Posso entrar?"

Ele entrou na sala que uso para as sessões de cura. Expliquei que, infelizmente, ele não poderia ficar muito tempo, uma vez que eu estava esperando por outra pessoa. Mas ele não estava ouvindo.

"Que bela paisagem!", exclamou, olhando pela janela para a piscina situada logo abaixo. "Com o que você trabalha?"

Falei-lhe sobre o meu dom de cura e lhe entreguei uma parte de meus textos inspirados para ele ler. Depois de ter estado comigo durante uns trinta minutos, sem que conversássemos durante esse período, ele declarou calmamente: "Este lugar é muito bonito e você não está sozinho aqui. Eu não sei por que motivo, mas estou sendo forçado a lhe dizer uma coisa, que eu mesmo não entendo. Em nenhuma circunstância você deve fazer alarde do dom que tem."

Depois disso, ele se levantou, foi embora e eu nunca mais voltei a vê-lo. E também não cheguei a ver a pessoa com quem marcara o horário que acabou sendo ocupado pelo padre. Eu não sabia o que ocorrera com ela. Isso tudo me colocou num dilema. Eu abandonara minha empresa e, com ela, meus rendimentos, e agora não podia fazer propaganda para atrair novos negócios. Mas eu não estava perdido. Eu não estaria fazendo propaganda se o médico local, com quem eu tinha bons laços de amizade, me enviasse os pacientes que não podiam ser ajudados pelo Serviço Nacional de Saúde. Procurei o tal médico e lhe expliquei o que estava fazendo. Ele disse que já sabia que eu já tinha ajudado alguns dos seus pacientes. Ele iria sugerir que os pacientes dele que se interessassem pelo assunto me procurassem. Eu não considerava isso como sendo uma forma de publicidade, mas a "voz interior" não partilhava da minha opinião. Não consegui ajudar uma única pessoa das dez ou doze que o médico encaminhou para mim. Na verdade, cheguei a pensar que meu dom de cura desaparecera por completo. Eu não era capaz de ajudar ninguém. Eu mesmo desperdiçara tudo. Tivera uma chance única e a desperdiçara simplesmente por achar que sabia o que estava fazendo. Não me restava nenhuma outra alternativa a não ser a de reiniciar minha empresa agrícola.

Mais ou menos seis meses depois, quando eu já desistira de todos os pensamentos relacionados com a cura, uma senhora me procurou e perguntou se eu poderia ajudá-la. Ela sentia muitas dores causadas pela artrite. Eu lhe expliquei que não praticava mais a cura, mas ela pareceu ficar tão desapontada, implorando que eu tentasse pelo menos uma vez, que não havia como recusar. Depois de ela entrar na sala, coloquei as mãos sobre ela e imediatamente senti que o meu dom voltara. Eu conseguia sentir aquele poder circulando em mim outra vez e ouvi a vozinha interior dizendo: "Da próxima vez, obedeça quando receber alguma ordem."

Essa voz me guiou e conduziu por muito tempo. Depois, numa noite memorável, enquanto dava uma palestra a respeito de assuntos espirituais a alguns amigos, ouvi a vozinha dizendo: "Está na hora de você mesmo começar a assumir a responsabilidade por essas coisas. De agora em diante, você estará só. Tome consciência do que está fazendo e use seu amor e sua força espiritual. Foi divertido, mas agora você mesmo deve assumir o comando." Foi nesse momento que comecei a perceber que a cura não se limita à imposição das mãos sobre alguém, ficando a responsabilidade para outra pessoa ou entidade exterior a nós mesmos.

Este livro jamais poderá ser mais do que um resumo de tudo o que aprendi sobre a cura. Trata-se também de um relato muito pessoal, e se alguém, em algum lugar, se beneficiar do que escrevo, então a publicação já terá valido a pena.

Finalmente, acho que devo explicar que, para facilitar a escrita e a leitura, preferi usar o pronome masculino "ele" na maior parte do texto, em vez da desagradável forma "ele/ela". Espero que ninguém se sinta melindrado com isso. Posso garantir que quando uso "ele" estou me referindo a pessoas de ambos os sexos.

Malcolm S. Southwood

Introdução

Não há nada de especial nos agentes da cura. Eles não foram escolhidos por Deus, nem por alguma outra pessoa, por terem alguma crença ou característica sobrenatural. Ao contrário de muitos praticantes de medicina, que gostariam que todos acreditassem que eles estão num plano acima dos seres humanos comuns, os agentes da cura geralmente são apenas pessoas comuns, imbuídas de um verdadeiro desejo de ajudar os outros. A cura é um dom, apesar de não ser concedida por causa de alguma filosofia particular, ou como recompensa por serviços prestados. Trata-se de uma capacidade inata a muitas pessoas, se bem que algumas tenham mais dessa capacidade do que outras. Tal como a pintura (da qual quase todos podemos nos ocupar até certo ponto), algumas pessoas são melhores do que outras na cura; algumas são melhores em determinados aspectos da cura, e todos nós percebemos grandes avanços à medida que praticamos.

Alguns agentes da cura preferem trabalhar em grupo, ao passo que outros preferem trabalhar sozinhos. Alguns gostam de fechar os olhos e meditar enquanto curam, ao passo que outros preferem fazer isso com um fundo musical. Existem os que trabalham em grupos organizados, tais como instituições religiosas, mas há outros que preferem trabalhar em total isolamento. E também há vários grupos de cura especializados. Alguns acreditam que você só pode curar se fez um curso de treinamento e se passou por uma espécie de iniciação ou cerimônia diante dos colegas, para provar que merece a aceitação e, conseqüentemente, o apoio deles. Outros ainda acham que você precisa ter adquirido crenças, compreensão e instruções com relação a uma determinada religião ou filosofia moral específica para ser considerado digno por Deus, como eles também foram. No entanto, no final das contas, não tem a menor importância em que você acredita ou onde aprendeu sobre a cura. Uma pessoa apresenta esse fator x adicional que a transforma num agente da cura, ou então não apresenta, e ponto final.

O que faz um agente da cura? Basicamente, muito pouco que possa ser visto ou julgado. Ele fica de pé atrás ou diante do paciente, sozinho ou com um colega, e transmite a energia espiritual ou física de si mesmo ou através de si para a pessoa que passa pelo tratamento. À medida que essa energia flui para o paciente, a saúde é total ou parcialmente recuperada. Digo "parcialmente" porque muitas vezes é necessário mais do que apenas um único tratamento.

Quando digo que um agente da cura faz muito pouco, não o estou desvalorizando. É que ao contrário do que ocorre com um médico, com um cirurgião, com um psicólogo ou com um fisioterapeuta, há uma dose muito pequena de atividade visível durante o processo de cura. Infelizmente, isso fez com que alguns bons agentes da cura "exagerassem" nas suas tentativas de criar a impressão de atividade física ou psíquica. Isso é na verdade desnecessário, já que a cura é uma atividade muito mais mental do que física. No entanto, conforme já disse, os agentes da cura são como artistas, cada qual desenvolvendo um estilo próprio que não diminui, de modo algum, o efeito de seu trabalho. Devido às diferenças que há nos métodos adotados pelos agentes da cura, pretendo apenas relatar o que eu faço nas minhas sessões de cura, uma vez que outros agentes da cura podem fazer objeções à minha maneira de trabalhar ou de interpretar cada caso.

O que faço exatamente quando alguém me procura para uma sessão de cura? Somos três entidades ao todo: o corpo, a mente e o espírito. Meu procedimento com relação ao paciente depende do tipo de problema que ele tem; se é físico, emocional ou espiritual. Em geral, pouca coisa pode dar errado em nível físico. O corpo, afinal de contas, é um equipamento de *design* perfeito. Ele regula e mantém a si mesmo, necessitando apenas de combustível, na forma de energia, que recebemos por meio dos alimentos que ingerimos. Excluindo os casos de defeitos genéticos, de acidentes, de envenenamento e de doenças, nada pode dar errado na nossa máquina. (Alguns certamente alegariam que até mesmo essas quatro exceções são causadas por nós através de nossas atitudes e de nossa personalidade.) Mas há um quinto fator do qual devemos nos ocupar: os traumas. Uma vez mais, alguns gostariam de afirmar que coincidência é algo que não existe, que todas as ações ou condições são causadas subconscientemente pelo trauma. Apesar de concordar em alguns casos, não gostaria de adotar uma atitude categórica nesse sentido. Entre o branco e o preto, há sempre muitas nuanças de cinza. Mesmo assim, excluindo as quatro exceções que citei, acredito que quase todos os distúrbios são criados no nível emocional. Conseqüentemente, a cura geralmente significa ajudar que o espírito se adapte a uma situação que o está incomodando, de maneira que ele possa trabalhar em harmonia com o corpo. Quando o espírito não trabalha bem com o corpo, o lado físico começa a funcionar mal.

Quando uma pessoa bate à minha porta, ela geralmente já tentou todos os métodos mais ortodoxos e chegou a um ponto em que lhe disseram que precisa aprender a conviver com seu problema. Se essa pessoa que pretende se tratar comigo ainda não consultou um médico, e se for óbvio que seu problema é de ordem médica, evidentemente, eu me recuso a lhe tratar antes que ela procure aconselhamento médico ortodoxo.

A maioria das pessoas procura tratamento comigo porque está sentindo algum tipo de dor ou de mal-estar. Todos temos medo do sofrimento, mas, por trás desse medo, sempre está o medo da morte. Não que as pessoas geralmente tenham medo de morrer, de estarem mortas; trata-se sobretudo do medo pela maneira como poderão morrer e também do medo quanto ao verdadeiro significado da morte. Elas sempre querem saber como passaremos deste mundo para o outro.

Para compreendermos isso, precisamos primeiro entender a diferença entre *quem* somos e o *que* somos. O *quem* é a personalidade, aquela entidade que na terminologia religiosa é conhecida como espírito ou alma, a parte que deixa o corpo quando morremos. O *que* é o corpo, o mecanismo, o canal pelo qual o espírito é capaz de expressar suas idéias e emoções como personalidade, durante a vida terrena; a parte que fica para trás quando nós partimos. Apesar de não ser feito da mesma maneira que o corpo, o espírito influencia as funções e o aspecto do corpo que ele está usando. E, se bem que o corpo não devesse ter influência alguma sobre o espírito, a fraqueza de espírito mostra que isso ocorre com bastante freqüência. De fato, o sentido que uma pessoa adota em sua vida depende da condição do seu corpo e da capacidade do seu cérebro. No entanto, dentro dessas limitações, o sentido exato continua sendo responsabilidade do espírito que habita o corpo.

Para compreender o que acontece conosco quando a vida termina, precisamos começar do início, com a concepção. Imagine que, durante nove meses, um monoplano computadorizado foi construído de forma perfeita para o seu uso pessoal. Trata-se de uma maravilha da engenharia moderna, com um programa de manutenção embutido, a que não falta um sistema de monitoramento eletrônico, além de uma reserva de energia auto-renovável. A única coisa exigida é que alguém suba a bordo e o pilote. Esse alguém é você.

Por uma série de motivos, você se sentiu atraído por ele e se instalou nessa máquina, por enquanto ainda não testada. Entrar no seu avião é o primeiro passo. Por um número de anos que você desconhece, esse aeroplano será sua vida. É a sua maneira de expressar quem você é. Por meio dessa máquina voadora, você terá emoções e formará sua personalidade. E, uma vez a bordo do seu aeroplano, com todos os seus campos de energia eletromagnética ativados, não há como desembarcar outra vez. A energia gerada pelo mecanismo central de controle, o cérebro, não pode ser desligada, e a energia que flui através e em torno do seu corpo o prende no invólucro físico de forma tão segura quanto um piloto preso pelo cinto de segurança. E enquanto a energia fluir, você será um prisioneiro dentro do seu aeroplano. À medida que o corpo cresce e se desenvolve, você aprende a controlar melhor seus movimentos — a voar baixo, a fazer piruetas — e também a usá-lo como expressão dos seus pensamentos e idéias.

Cada parte desse aeroplano pode apresentar problemas e defeitos e irá necessitar, ocasionalmente, de cura. O invólucro metálico é o corpo. O piloto automático computadorizado é a mente. Passando por ambos está a força, a energia, que faz o avião voar, o espírito que lá habita. O corpo, a mente e o espírito requerem tipos diferentes de cura.

Em certo sentido, *Cura Espiritual* é tanto um manual de instruções para o piloto como um manual para reparos. Ele pode ajudar você a "consertar" seu próprio aeroplano e também mostra como consertar o aparelho dos outros.

Na Primeira Parte, examinamos as exigências feitas com relação à nossa máquina e o que acontece quando o combustível necessário para um vôo tranqüilo e eficiente não basta para atender às demandas. Na Segunda Parte, consideramos o papel desempenhado pela nossa mente — o computador — em nos guiar com segurança ao longo da rota de vôo. Finalmente, na Terceira Parte, acionamos a cadeira ejetora e exploramos a identidade do espírito em aspectos como a cura e a reencarnação.

PARTE I

Vôo Manual

A Cura Física

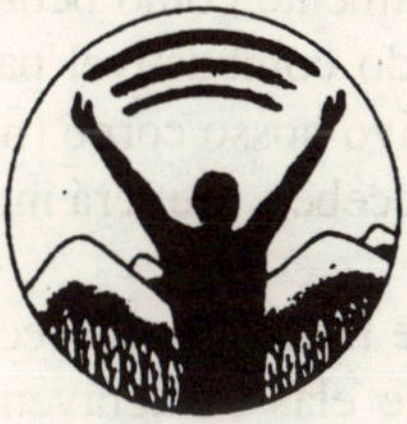

O corpo (nosso avião) é uma grande máquina controlada eletronicamente. Ele dispõe de equipamentos embutidos para detectar falhas e, quando ocorre uma pane em qualquer um dos seus circuitos, alguns sinais são emitidos para alertar o operador, e providências são tomadas para corrigir a falha. Exatamente como ocorre com todas as máquinas, ele depende inteiramente do combustível para um vôo contínuo e eficiente, e se por algum motivo nosso corpo (nosso avião) começar a usar mais combustível do que recebeu, ele será incapaz de se mostrar à altura de nossas exigências.

A Primeira Parte deste livro trata do reconhecimento e da identificação das falhas antes que elas se agravem, de modo que o próprio piloto possa tomar as providências necessárias antes que danos mais sérios ocorram. O agente da cura não passa de um "mecânico" que ajuda a ativar o sistema de automanutenção quando "uma luz vermelha de alerta" começa a piscar.

— 1 —

Corrente Ligada

Eletromagnetismo

Todos estamos vivendo em cima de um ímã gigantesco, o planeta Terra, que, por sua vez, é controlado e energizado por outros ímãs, principalmente pelo Sol. Os animais, incluindo os seres humanos, são apenas minúsculos ímãs movimentando-se de um lado para o outro, ou sendo movimentados, sobre um outro ímã maior. Os estímulos elétricos dentro do corpo provocam reações químicas que levam a ações e a sensações físicas. Uma das funções do cérebro é funcionar como o gerador do corpo. A corrente gerada por ele precisa estar em harmonia não apenas com o corpo e com todas as suas partes, mas também com outras forças eletromagnéticas, principalmente as produzidas pelas outras pessoas. O cérebro é responsável por gerar um fluxo de elétrons, uma corrente. De alguma maneira, essa corrente consegue manter coesas todas as partes e cada uma de suas células em uma forma sólida que vemos como sendo o corpo. O fluxo de elétrons é, mais ou menos, uniforme, e qualquer coisa que interrompa essa corrente causará uma reação ou um sintoma.

Tal como um ímã, que possui um pólo norte e um pólo sul, o corpo tem cargas positivas e negativas. Uma área negativa do corpo é um lugar onde existe um excesso de elétrons, ao passo que uma área positiva é onde se registra a falta deles. Quando os elétrons se afastam de uma área, esta área adquire uma carga positiva, enquanto a área para onde eles se transferem fica com uma carga negativa. Esse fluxo de elétrons é chamado de corrente.

Potenciais positivos e negativos

Um potencial elétrico é onde existem condições para uma corrente, mas uma obstrução ou rompimento do circuito impede o fluxo de elétrons. Os potenciais elétricos da pele refletem a disposição do sistema nervoso (um fato muito bem compreendido pelos praticantes da acupuntura).

Das formigas aos seres humanos, tudo o que está vivo tem um potencial positivo e outro negativo. Nos seres humanos, a cabeça e a região da coluna vertebral, com sua enorme concentração de neurônios (células nervosas), são extremamente positivas. As três principais áreas de maior potencial positivo são o cérebro, a região entre as omoplatas e a base da medula espinal. As áreas negativas são principalmente as mãos e os pés, e é por meio das mãos que os agentes da cura liberam suas energias.

Os agentes da cura precisam saber alguma coisa a respeito dessa energia e de como transferi-la de si mesmos para os que necessitam dela. Depois disso, suas mãos podem funcionar como terminais de baterias, ligando-se com os pontos positivos do corpo do paciente que estão precisando de energia para restaurar o equilíbrio da corrente eletromagnética. O corpo humano é uma grande bateria elétrica que pode ser usada para recarregar outras baterias, aumentando, assim, a eficiência (ou saúde) delas.

Campos eletromagnéticos

Campos elétricos se formam em torno de qualquer carga elétrica, mas elas não são o mesmo que campos magnéticos. Na verdade, não conseguimos compreender totalmente o magnetismo. A única coisa que sabemos é que alguma forma de matéria identificável e mensurável aparece entre duas polaridades. Qualquer fluxo de elétrons causa o surgimento de um campo elétrico e magnético ao seu redor, produzindo um campo eletromagnético estável, que pode ser sentido, medido e até mesmo fotografado. Essa energia às vezes é chamada de aura e interpretada erroneamente como sendo uma energia espiritual, o que certamente ela não é. Na verdade, é a energia que flui das células do corpo que cria o campo eletromagnético.

A freqüência desse campo é controlada por emoções que se originam na mente, que é o sistema computadorizado do corpo. À medida que as emoções se modificam, o mesmo ocorre com a freqüência do corpo eletromagnético. A força desse campo depende da saúde física e das reservas de energia de cada uma das células que formam o corpo. O espírito que habita o corpo e usa a mente comanda o sistema e, conseqüentemente, altera as reações programadas da mente. No entanto, com muita freqüência, o espírito esquece seu papel na administração do corpo e acaba agindo como um passageiro, em vez de assumir seu posto de piloto ou de motorista.

O universo inteiro está repleto de energia eletromagnética, que pode ser medida como ondas em campos eletromagnéticos. Alguns já chegaram a afirmar que isso já é, por si só, força vital. Eu não sei. Não resta a menor dúvida de que isso existe, e existe num espectro de comprimento de ondas que inclui as ondas de rádio, as microondas, a radiação infravermelha, a luz visível, a radiação ultravioleta, os raios X, os raios gama e os raios cósmicos. Isso afeta tudo o que vemos e sentimos. Nossa saúde depende do seu equilíbrio dentro de nós e à nossa volta, e qualquer coisa que afete os campos eletromagnéticos na região em que vivemos acabará afetando os campos eletromagnéticos de nosso corpo e, conseqüentemente, também a nossa saúde. Até mesmo a televisão que você assiste tem seu próprio campo eletromagnético, que acaba afetando o seu campo eletromagnético pessoal. De fato, há evidências cada vez maiores de que campos eletromagnéticos muito fortes, como os que há em torno de linhas de transmissão de energia, podem causar problemas como depressão e até mesmo câncer.

Os efeitos dos campos eletromagnéticos

Os dois tipos de campos, elétrico e magnético, podem modificar partículas em lugares tão distantes quanto o espaço sideral, se bem que, nesse caso, as mudanças seriam muito pequenas. Um corpo que esteja gerando uma força eletromagnética, conseqüentemente, gera uma corrente que afeta as outras pessoas das proximidades. Cada pessoa tem o seu próprio campo eletromagnético peculiar, cuja força é indicada pela vitalidade e pela saúde dessa pessoa. A freqüência desse campo é determinada pela sua personalidade.

Harmonia e discórdia nos relacionamentos

Todos conhecemos pessoas com as quais preferimos não estar; provavelmente, nem sabemos os motivos disso, mas elas simplesmente fazem com que nos sintamos mal. Isso freqüentemente acontece porque o campo eletromagnético delas tem uma freqüência diferente do nosso e o mal-estar é causado pelas nossas tentativas de estabelecer uma harmonia com ele ou de bloqueá-lo.

O efeito que uma freqüência tem sobre outra diferente pode ser exemplificado usando-se uma camada muito fina de areia ou de pó sobre uma fina superfície metálica. Os sons que vibram sobre a superfície irão produzir diferentes padrões na poeira. Em outras palavras, as freqüências sonoras afetam as substâncias materiais. Se duas freqüências sonoras diferentes forem tocadas em lados opostos da mesma camada de poeira, o resultado será o desequilíbrio. Freqüências sonoras diferentes não se misturam, o que não permite que a poeira assuma um padrão harmonioso e estável. Nesse caso, o pó ficaria em constante movimento e agitação.

De modo semelhante, se o padrão formado pelas partículas de pó sofrer a influência de uma nova freqüência sonora, ele precisará se modificar para entrar em harmonia com essa nova freqüência ou se afastar de sua área de influência para impedir um colapso no padrão. Esse seria o caso de uma doença. É exatamente isso o que ocorre quando duas pessoas se encontram. Ou suas freqüências emocionais permitem que haja companheirismo entre elas, ou uma delas acabará dominando a outra. Alternativamente, elas terão de se afastar da área de influência da outra.

Harmonia e desequilíbrio na natureza

Você alguma vez já se perguntou por que um canário não se acasala com uma pardal, ou um pardal com uma andorinha? É porque as freqüências dos seus campos eletromagnéticos são diferentes. Embora, do nosso ponto de vista, a diferença entre um canário e um pardal possa parecer pequena, não existe possibilidade de eles se acasalarem porque a diferença nos seus campos eletromagnéticos não permitiria que isso acontecesse. Mas não se preocupe se tudo isso lhe parece muito complexo. Há muitas gerações, os físicos tentam compreender os mistérios do eletromagnetismo. Aparentemente, nem mesmo o grande Einstein conseguiu chegar a alguma conclusão definitiva.

O aspecto importante a se compreender é que o cérebro, funcionando como um gerador, controla a corrente elétrica que é produzida independentemente por cada uma das células do corpo. Cada célula é seu próprio gerador, trabalhando em harmonia com as células ao redor. Esses grupos de células, coletivamente, formam órgãos, cujo trabalho em harmonia com outros órgãos produz eletricidade, sendo que tudo isso é controlado pelo cérebro. Se um paciente é submetido a um transplante e recebe um órgão com uma freqüência elétrica diferente da freqüência do seu corpo, é bem improvável que o órgão seja aceito. Tudo depende do grau de harmonia entre o órgão e o corpo que o recebe para se saber se os dois irão se adaptar ou não.

Regeneração

No decorrer das três últimas décadas, muitas evidências foram reunidas para mostrar não apenas que a bioeletricidade é uma energia necessária para uma boa saúde, como também é o principal estímulo para todos os tipos de regeneração física. Em vários países, trabalhos estão sendo realizados com a finalidade de demonstrar que correntes elétricas podem ativar a regeneração de células ósseas e também de tecidos moles. Robert O. Becker, M.D., cientista norte-americano, também demonstrou como muitos dos vertebrados menos complexos são capazes de regenerar partes inteiras do seu corpo por meio de correntes elétricas alteradas. A regeneração dos tecidos não precisa ser restrita a salamandras, lagartixas e sapos. Quando uma criança com menos de onze anos de idade perde a ponta de um dedo num acidente qualquer, em alguns casos a parte amputada do dedo acaba crescendo outra vez.

Ocorreu um caso assim no início dos anos 70, no Sheffield Children's Hospital. Uma criança que perdera a ponta de um dedo num acidente teve seu ferimento medicado, mas, por causa de uma confusão burocrática qualquer, não foi encaminhada para um cirurgião. Quando o erro finalmente foi descoberto, a médica responsável notou que a extremidade do dedo estava voltando a crescer, de modo que ela resolveu permitir que a natureza seguisse seu curso, e o dedo desenvolveu-se por completo, com unha e tudo. Cynthia Illingworth, a médica responsável, começou então a tratar outros casos de dedos amputados da mesma maneira, e demonstrou que eles invariavelmente cresciam outra vez, de modo perfeito, num período de três meses. Desde então, os cientistas puderam constatar a presença de uma corrente negativa fluindo pelo dedo amputado.

Infelizmente, a grande maioria dos cirurgiões não aceita a evidência da regeneração óssea elétrica ou de qualquer outra forma de regeneração celular que utilize a eletricidade. Dão preferência a técnicas de microcirurgia, muito mais dispendiosas e demoradas, apesar de serem menos eficientes. E isso continua acontecendo mesmo depois de médicos de vários hospitais britânicos terem demonstrado no tratamento de centenas de pacientes que a eletricidade estimula a regeneração de ossos e de tecidos. Mesmo assim, a maioria dos biólogos continua se atendo à explicação da transferência química entre as células, acreditando ainda que a eletricidade é apenas um efeito colateral dos danos celulares.

O eletromagnetismo na pessoa

Acredito que uma das funções básicas do cérebro seja agir como gerador do corpo — para bombear, ou emitir em forma de impulsos, eletricidade pelo corpo. De alguma forma, o cérebro conduz a energia, criada por cada uma das células, que funciona em harmonia com outras células, produzindo um corpo que funciona em harmonia consigo mesmo. O cérebro, que, de alguma forma, controla a organização geral por meio da atividade subconsciente automática é, por sua vez, ativado pelo espírito que nele habita. É bem provável que até mesmo esse espírito seja uma força eletromagnética, seja lá o que isso signifique. Mantenha as palmas das mãos distantes uns quinze centímetros uma da outra, e você provavelmente sentirá uma espécie de comichão nas pontas dos dedos. Isso é uma força elétrica criada por dois potenciais negativos em oposição. É a essa força que me refiro quando digo "energia".

Bloqueios da energia

A energia pulsa constantemente pelo corpo, e enquanto ela existir em quantidade suficiente e o fluxo não for interrompido, você estará mental e fisicamente bem. Os problemas só começam quando essa energia não consegue chegar aos locais onde está sendo necessária.

É lógico que, se ocorre uma interferência no campo eletromagnético irradiado, todas as áreas situadas além do ponto afetado (ou da obstrução) acabam sendo afetadas de uma ou de outra forma.

Como agente da cura, sou capaz de reconhecer as áreas afetadas e de tratá-las com o meu próprio campo eletromagnético, melhorando suas condições ao longo do tratamento ou curando o problema eliminando sua causa. Não há nada de mágico, de misterioso ou de espiritual nesse nível de cura. Trata-se apenas de uma pessoa com um campo eletromagnético mais forte, que sabe como usar essa energia para ajudar outra pessoa. Suponho que o truque esteja em diagnosticar a causa inicialmente e em saber como usar os campos eletromagnéticos do corpo para realizar uma cura.

Campos magnéticos estabilizados

Tanto na Índia como nos Estados Unidos, agentes da cura não-ortodoxos afirmam que são capazes de curar casos de câncer utilizando ímãs permanentes. Seus resultados foram em parte confirmados quando um norte-americano, o dr. Kenneth Maclean, conseguiu resultados positivos nas décadas de 50 e 60, usando campos magnéticos estabilizados para curar o câncer em camundongos. Essa pesquisa ainda permanece em seus estágios iniciais, mas o que parece importante é que são os campos magnéticos estáveis que trazem em si o segredo. Em contraste, qualquer campo magnético que pulse ou que varie, e que seja artificialmente criado, tende a causar tensão e a inibir a cura. Muitos agentes da cura usam ímãs permanentes para conseguir melhorias e, contanto que o campo magnético estabilizado seja suficientemente forte, sem ser demasiado intenso, esses métodos parecem eficientes.

Infelizmente, há uma dose considerável de preconceitos contra os campos eletromagnéticos entre os praticantes da medicina ortodoxa. Isso foi causado em grande parte pelos próprios agentes da cura que, não compreendendo completamente o que fazem, alardeiam exageradamente os seus sucessos e o fator que está provocando as mudanças. A adivinhação e uma aura de mistério não são substitutos para avaliações científicas, mas o mundo da ciência também não deveria se recusar a aceitar o que obviamente está acontecendo nos campos não-ortodoxos, apenas porque essas coisas não se encaixam nos seus atuais conhecimentos sem que seja necessário abandonar alguma teoria elaborada há muito tempo.

Os efeitos das ondas de rádio

Em determinado estágio da minha carreira, envolvi-me com trabalhos experimentais em que ondas de rádio eram usadas para estimular o crescimento de plantas. Nós fazíamos isso de muitas maneiras, uma das quais consistia em transmitir as ondas de rádio para a água na qual tínhamos mergulhado as sementes. Conseguimos demonstrar que sementes com baixos níveis de germinação e de vitalidade podiam recuperar seu vigor depois de um tratamento de apenas vinte minutos. Além disso, se usássemos a água tratada em outras plantas, estas cresciam mais depressa e com mais vigor do que plantas que recebiam apenas água não-tratada. Também transmitíamos as ondas de rádio a uma faixa de terra, e todas as plantas ao longo da faixa tratada reagiam com um crescimento mais acelerado. Algo semelhante pode ser visto em todos os lugares onde linhas de transmissão de alta voltagem passam por campos agrícolas. Nossos resultados tornaram-se ainda mais surpreendentes quando colocamos ovos de galinha fertilizados na água para a qual as ondas de rádio estavam sendo transmitidas. Os ovos chocaram até 20% mais depressa do que os ovos não-tratados, mas os pintinhos apresentaram anomalias terríveis. Por isso resolvemos não dar continuidade a essa parte do nosso trabalho. Num teste que levei até o fim (e que, certamente, jamais poderia ser descrito como uma experiência controlada), bebi da água à qual foram transmitidas ondas de rádio em determinada freqüência. Depois de cerca de uma semana, observei que estava me tornando cada vez mais intolerante, e pessoas amigas me asseguraram que eu estava apresentando todos os sinais de uma mudança de personalidade. A mesma reação foi observada em animais que beberam a água assim tratada. Todos voltamos rapidamente a padrões de comportamento normal quando passamos a beber novamente água não-tratada. Porém, como o corpo é composto por 70% de fluidos, precisamos considerar a possibilidade de ficarmos expostos a perigos quando nos aproximamos demais de ondas de rádio.

Será que o aumento das ondas de rádio na nossa atmosfera é um dos motivos para a intolerância cada vez maior que se observa na sociedade? Ignoro a resposta, mas não consigo deixar de me preocupar com os efeitos a longo prazo sobre as pessoas que usam constantemente fones de ouvido para ouvir música em volume alto. É possível que, se estivessem a par de algumas das experiências que conheço, essas pessoas pensariam duas vezes antes de permitir que as ondas de rádio lhes percorressem o cérebro. As ondas de rádio podem afetar negativamente nossa saúde e, portanto, a poluição elétrica provavelmente é uma ameaça tão grande para o meio ambiente quanto a poluição química. Qualquer coisa que interfira com o fluxo regular da corrente elétrica pelo corpo tende a causar problemas. Como diz o dr. Becker no seu excelente livro intitulado *The Body Electric:*

> *Toda a vida pulsa no ritmo da terra, e nossos campos artificiais causam reações anormais em todos os organismos... O que faremos se a incidência das crianças deformadas aumentar em 50%, se os índices de câncer aumentarem em 75%? Será que seremos capazes de desligar a chave-mestra?*

2

Interruptores de Circuitos

A eletricidade que se irradia pelo corpo estimula a divisão das células. Se, por algum motivo, ocorre uma interferência na irradiação da corrente elétrica, então as células por ela estimuladas são afetadas de modo adverso. Há trabalhos que estão sendo feitos por especialistas em bioeletricidade que contribuem muito para confirmar isso, e as minhas próprias experiências de cura também servem de apoio para tanto.

Câncer e problemas nas costas

Há alguns anos, fui procurado por um homem que tinha câncer no fígado. Tinham-lhe dito que, a menos que fizesse um transplante de fígado, ele não teria nenhuma chance de sobreviver. Na época, ele estava sendo tratado num hospital londrino e, como um transplante de fígado estava fora de cogitação, seu futuro parecia muito sombrio. Ele não era muito velho — acabara de passar dos quarenta. Sua doença fora diagnosticada uns dois ou três anos antes e, desde então, ele entrara num lento processo degenerativo. Não existia um tratamento definitivo e ele parara de trabalhar logo depois de ter ouvido o tal diagnóstico. Como quase todos os outros, ele resolveu me procurar porque realmente não havia mais outros lugares aos quais recorrer.

Esse homem foi o primeiro de uma série de casos semelhantes nos quais constatei que a causa do problema era uma lesão dorsal não-detectada. Quando ainda trabalhava como mecânico de automóveis ele, de alguma forma, sofreu uma lesão na altura da região lombar. Excluindo as dores ocasionais, o problema parecia ter sido resolvido e, de qualquer forma, agora que tinha câncer no fígado, o problema na coluna parecia insignificante. No entanto, eu não tinha tanta certeza assim, principalmente pelo fato de que eu estava captando o seu problema nas costas na forma de dores na minha própria coluna.

Depois de ter localizado na sua coluna doente a região pela qual a eletricidade passa controlando as funções hepáticas, concluí que os nervos deveriam ter sido afetados nesse ponto. Esse era o motivo pelo qual seu fígado começara a produzir células malignas. Resolvi, portanto, voltar minha atenção não para o fígado, mas para a coluna com problemas. Durante várias semanas, ele sofreu fortes dores na coluna depois de cada uma de nossas sessões de tratamento. Isso aconteceu porque a cura estava afetando a tensão muscular em torno das vértebras, mas de maneira lenta e constante o fígado começou a melhorar, até recuperar seu funcionamento normal.

Esse caso ocorreu há quatro anos e meio, e os especialistas continuam tentando descobrir o que pode ter causado uma recuperação tão radical. Eles se recusam a aceitar que um agente da cura sem nenhum conhecimento especializado de medicina possa saber algo ou inverter um processo que consideram irreversível. Apenas para concluir, quero acrescentar que, na primavera de 1994, esse homem se sentia muito bem e voltara ao seu trabalho como mecânico de automóveis.

Usei exatamente esse mesmo método para tratar casos de câncer no estômago e nos pulmões. Atualmente, estou firmemente convencido de que muitos tipos de câncer são causados principalmente por alguma interferência no fluxo normal da corrente elétrica ao longo dos nervos. Tratando da coluna, até mesmo consegui ajudar um paciente que me procurou por causa de um sério problema de asma. No início do tratamento, ele tomava doses elevadas de esteróides e estava impossibilitado de trabalhar havia mais ou menos dois anos. Também nesse caso ficou evidente que ele sofrera uma lesão na coluna, exatamente na base da espinha dorsal. Localizei essa lesão absorvendo a dor e sentindo-a em minha própria coluna (é algo que consigo fazer quando entro em harmonia com um paciente). Aliás, o paciente nem sequer pensou em me contar sobre esse problema, por achar que não tinha importância.

Quando lhe perguntei, ele explicou que sofrera um acidente no trabalho, uns seis ou sete anos antes. Sua asma começara a se manifestar aproximadamente seis meses depois desse acidente. Quando ele parou para refletir a respeito das implicações do que eu estava sugerindo, também lembrou que o pior de todos os seus acessos de asma ocorrera pouco depois de ele machucar a coluna por uma segunda vez.

Depois da primeira sessão de tratamento, ele começou a apresentar grandes melhoras, e não se passaram muitas semanas antes que todos os sintomas da asma praticamente desaparecessem. Com aprovação do médico, ele começou a diminuir os esteróides, e quatro semanas depois, pôde retomar o canto, a grande paixão que fora obrigado a abandonar por causa da asma. A essa altura, ele estava tomando apenas uns 20% dos esteróides da dose original recomendada. Depois de quatro meses de tratamento, ele abandonou completamente a medicação e até hoje a asma não voltou a se manifestar.

Mas não foram apenas esses casos. Eu consegui resultados espetaculares com relação a uma série de moléstias que começaram com problemas na coluna. E constatei que esses problemas iniciais nem sempre são tão graves.

Dor física

A dor, causada por ferimentos ou pela tensão, talvez seja um dos problemas mais comuns entre os meus pacientes. Os casos de dores musculares e de dores na coluna são responsáveis pela maior parte das minhas consultas. Quase todas essas pessoas já procuraram seu médico e foram encaminhadas a clínicas ou a hospitais para tratamentos especializados, mas a dor persistiu apesar de todos os medicamentos prescritos para tentar uma cura. Basicamente, o que é a dor? Ela aparece sob muitas formas, dependendo da sua localização, do que a está causando, se é física ou emocional, e também da capacidade que a pessoa tem de controlá-la.

A dor é causada por danos nos tecidos do corpo. As células afetadas liberam substâncias químicas conhecidas como prostaglandinas. Essas substâncias atuam sobre as terminações nervosas, de modo que uma corrente elétrica é transmitida ao longo dos nervos sensoriais para o cérebro. O processo todo é bem mais complexo, mas basicamente o cérebro recebe esse sinal e envia de volta uma corrente elétrica ao local da lesão, estimulando a regeneração do tecido danificado. Essa estimulação elétrica faz as células se multiplicarem. No entanto, até o processo terminar, a dor continua, uma vez que as prostaglandinas continuem sendo liberadas para garantir a continuidade da estimulação elétrica e da cura.

Nervos com energia bloqueada

As cefaléias, ou dores de cabeça, freqüentemente são causadas por "represamentos" da corrente elétrica, impossibilidade de fluir devido a um rompimento ou a um bloqueio em algum ponto do circuito. Já ajudei muitas pessoas que sofriam de enxaqueca, simplesmente identificando algum problema num nervo que estava impedindo que a corrente saísse do cérebro. A corrente vai se acumulando e acaba por sobrecarregar o sistema; o excesso é então consumido como dor, justamente na forma de uma enxaqueca. Qualquer coisa que provoque energia excessiva no corpo pode resultar em uma dor de cabeça ou em uma enxaqueca, se houver um bloqueio nessa linha nervosa. O bloqueio funciona como um interruptor constantemente na posição de "desligado" e o circuito sobrecarregado acaba "estourando os fusíveis". Isso não significa que todos os casos de enxaqueca são causados por nervos com energia bloqueada, mas minha experiência indica que é isso que na maioria das vezes acontece.

Um exemplo típico foi o caso de um homem com quase cinqüenta anos de idade, que sofria regularmente de fortes crises de enxaquecas havia mais de dois anos. Ele me procurou justamente quando um ataque de enxaqueca estava começando, o que tornou bem mais fácil detectar o problema. Quando coloquei ambas as mãos sobre sua cabeça, a dor piorou consideravelmente (o que, aliás, era de se esperar, pois eu estava acrescentando energia aos seus circuitos sobrecarregados). Em seguida, coloquei minha mão esquerda no pulso dele, enquanto mantinha a direita sobre sua cabeça. O efeito foi dramático. Era como seu eu tivesse desligado alguma coisa. A enxaqueca cessou imediatamente. Não aos poucos, nem depois de dois ou três segundos, mas de modo instantâneo. Depois, retirei a mão do seu pulso, coloquei-a de novo sobre a cabeça, e a dor voltou tão rápido quanto desaparecera. Repeti o processo várias vezes, e sempre constatamos o mesmo efeito dramático e imediato, que oscilava entre a dor e a ausência dela.

Portanto, em algum lugar entre o cérebro e o pulso havia um nervo com energia bloqueada. Quando eu colocava uma das mãos sobre a cabeça dele e a outra no seu pulso, eu obviamente estava contornando o bloqueio e completando o circuito. Numa longa conversa, ele me contou que quebrara o cotovelo com cinco anos de idade, mas obviamente esse não poderia ser o motivo, pois as enxaquecas tinham começado apenas dois anos antes. Depois de conversarmos por mais tempo, ele se lembrou de um acidente no trabalho, quando caíra violentamente sobre o ombro, mais ou menos dois anos e meio antes. Devia ser isso. Na queda, de alguma maneira, um nervo ficara com a energia bloqueada na altura do ombro.

Sendo um homem grande e forte, as dores ocasionais no ombro não o preocupavam muito, principalmente por ele achar que as enxaquecas eram muito mais graves. Sozinho, o nervo com bloqueio de energia no ombro provavelmente não teria causado qualquer problema, mas se o antigo ferimento no cotovelo estivesse bloqueando o mesmo nervo, era provável que essas lesões estivessem criando uma resistência excessiva para o bom funcionamento do circuito elétrico. Eu massageei e apliquei a cura em seu ombro durante meia hora, e com exceção de algumas crises esporádicas, ele não teve nenhuma enxaqueca durante mais de quatro anos.

Dor e campos eletromagnéticos

Quando se coloca um campo magnético suficientemente forte em posição perpendicular ao fluxo da corrente elétrica, ele interrompe o fluxo de eletricidade e a dor cessa. Essa técnica se revelou tão eficiente em muitos casos quanto o controle da dor por meio de drogas. É basicamente isso o que um agente da cura com um campo eletromagnético suficientemente forte faz quando coloca as mãos sobre um ferimento. No entanto, se ele colocar suas mãos de modo paralelo ao fluxo da corrente do paciente, ele pode aumentar a intensidade da dor. Eu mesmo levei certo tempo para conseguir compreender isso.

Não se consegue uma cura efetiva simplesmente colocando-se as mãos em qualquer posição; é preciso saber exatamente onde elas devem ser colocadas, com que proximidade, e sempre lembrando que o objetivo não deve ser apenas o de eliminar a dor, mas o de efetuar a cura. Para se conseguir isso, é preciso aumentar a corrente direcionada para o local do problema a fim de acelerar o processo de cura, sem, no entanto, permitir que essa corrente aumentada volte ao cérebro. Como você certamente compreenderá, isso exige certo conhecimento dos princípios do eletromagnetismo com relação à estimulação do cérebro e ao aumento da atividade celular. Depois de uma sessão de cura, a dor no local que apresenta algum problema freqüentemente aumenta durante um período de até três dias, antes de sumir definitivamente. O que acontece é o seguinte: durante o tratamento de "imposição das mãos", o agente da cura interrompe o fluxo elétrico, ao mesmo tempo que aumenta o potencial no local que apresenta algum problema. Depois, quando ele retira as mãos, o padrão do fluxo volta ao normal. Quando o potencial elétrico adicional é posteriormente registrado no cérebro, a dor percebida é maior, mas o efeito da cura é positivo. É surpreendente observar como os problemas são resolvidos rapidamente depois de passarem pelo tratamento da "imposição de mãos".

Acredito que a dor causada por um ferimento provavelmente se deve à estimulação da atividade elétrica adicional no local. A dor nem sempre ocorre no momento do ferimento. Às vezes, ela só se manifesta segundos ou até horas depois. A dor é a atividade elétrica adicional nas terminações nervosas, que causa a multiplicação celular para a produção de novos tecidos.

Correntes diretas dentro do sistema nervoso central regulam a sensibilidade das células nervosas de várias maneiras: aumentando ou diminuindo a corrente, invertendo sua polaridade, e mudando sua freqüência. Todas essas coisas são controladas pelo subconsciente e podem ser influenciadas por um bom agente da cura, com um forte campo eletromagnético. Muitos agentes da cura se sintonizam com o problema do paciente, reagindo diretamente ao local do ferimento dele. Em seguida, eles adaptam seus próprios campos eletromagnéticos às necessidades do paciente, aumentando assim a capacidade de cura inerente ao próprio doente.

Conforme já mencionei, um campo magnético suficientemente forte, em posição perpendicular a uma corrente, susta magneticamente o fluxo. Esse procedimento se revelou tão eficiente quanto a anestesia por meio de substâncias químicas. Se você passar uma corrente pelo cérebro da frente para trás, ela interromperá a corrente normal e levará a pessoa à inconsciência.

É um fato bastante conhecido que as ondas cerebrais variam de acordo com as mudanças de consciência. Um agente da cura pode ajustar esses ciclos de ondas cerebrais para o nível ideal de oito a catorze ciclos por segundo (esse nível é conhecido também como ondas alfa), colocando as mãos sobre a cabeça do paciente. Isso deixa a pessoa no mesmo estado que vivenciamos momentos antes de acordar ou de adormecer. É assim, provavelmente, que funciona a hipnose.

Se um agente da cura reduz a corrente do cérebro para apenas dez ciclos por segundo, seu paciente ficará totalmente relaxado, mas não adormecido. Esse é exatamente o efeito a que quase todas as pessoas se referem depois de se consultar com um agente da cura. Felizmente, a maioria dos agentes da cura não dizem nada enquanto seus pacientes se encontram nesse estado, limitando-se a permitir que eles usufruam o relaxamento.

O agente da cura pode usar suas energias para aumentar a corrente direta do paciente no local que apresenta algum problema. Aumentando a corrente, ele aumenta também a atividade regeneradora das células nesse local.

Dor e músculos

Quando a bioeletricidade do corpo é reduzida, os músculos se contraem. Veja o que acontece com um cadáver. Assim que a vida se extingue, ele começa a enrijecer. Além disso, a redução da corrente provoca a diminuição do campo eletromagnético. E quando o campo eletromagnético enfraquece, o efeito gravitacional aumenta e o corpo se torna mais pesado.

É por isso que os membros de pessoas afetadas por derrame parecem mais pesados. A corrente elétrica direcionada para o membro é bloqueada por causa de danos nervosos no cérebro e sem essa corrente, não há campo eletromagnético em torno desse membro. Como o campo eletromagnético se opõe à força gravitacional, a pessoa tem a impressão de que o membro afetado está mais pesado do que os outros. Isso é o que chamamos de "peso morto". Um corpo de oitenta quilos pode ser facilmente transportado quando há vida nele, mas, no momento em que a vida acaba, ele se torna extremamente pesado (pergunte a qualquer enfermeira), apesar de ter sido provado cientificamente que depois da morte o corpo até mesmo perde alguns gramas.

É fácil erguer alguma coisa se você a segurar antes durante alguns minutos, em vez de tentar levantá-la imediatamente. A explicação para isso é bastante simples: a sua energia teve tempo para fluir através do objeto e em torno dele. É sempre mais fácil levantar algo que esteja incluído no seu campo eletromagnético. A bioeletricidade é como uma bolha ou uma aura, dentro da qual você se movimenta com mais facilidade e conforto. Se o seu nível de energia diminui por algum motivo, o seu campo eletromagnético também diminui e a bolha antigravitacional que o transporta sobre a superfície magnética do planeta começa a enfraquecer. A sua capacidade de se movimentar então diminuirá por causa do enfraquecimento da sua bolha.

Num dia ensolarado, todos nós nos sentimos mais animados e mais descontraídos, ao passo que em dias frios e sem sol, tendemos a nos sentir mais "enrijecidos". Quanto mais frio o dia, mais energia usamos para nos manter aquecidos. E quanto mais energia usamos, sem repô-la, tanto mais fraco se torna o nosso campo eletromagnético e mais "endurecidos" nos sentimos. Isso não é tão surpreendente se lembrarmos que os répteis precisam da energia do sol para se manter ativos. Eles não dispõem da capacidade de produzir energia, nem de armazená-la em quantidades suficientes para se manterem em movimento. Nós não dependemos tanto assim do sol, se bem que algumas pessoas possam ser extremamente afetadas pela falta de sol.

Muitos pacientes me procuram com músculos enrijecidos; quase todos estão gastando mais energia do que conseguem absorver. Freqüentemente, a situação se agrava ainda mais quando a pessoa consome grande quantidade de carne vermelha. A carne é músculo, e você alguma vez parou para pensar na energia que há nos músculos de uma vaca? Quando você come carne bovina, você ingere as substâncias químicas contidas nessas fibras musculares e que as fazem se contrair. Quando absorvidas pelo organismo, essas substâncias se somam às que você mesmo já tem, aumentando, assim, sua força muscular. É por isso que boxeadores e halterofilistas consomem grande quantidade de carne bovina. Isso é ótimo, desde que os músculos possam relaxar quando você quiser. Mas problemas surgem quando você se mostra incapaz de aumentar sua bioeletricidade para lidar com a força muscular adicional. Nesse caso, seus músculos não relaxarão o suficiente, o que pode causar uma infinidade de problemas.

Outro problema inerente à carne bovina, na minha opinião, é que o animal se encontra em estado de choque no momento em que é abatido. Qualquer pessoa que já tenha visitado um matadouro pode confirmar isso. As vacas são animais muito sensíveis e também muito medrosos. O medo causa uma descarga de adrenalina no sistema muscular para permitir uma reação mais rápida e uma maior contração dos músculos. Nada é feito, ou nada pode ser feito, para eliminar essa carga extra de adrenalina das carcaças enviadas aos açougues. Por esse motivo, presumo que ela continue na carne, aumentando o nível de adrenalina daquele que a ingere, fazendo com que todos os seus músculos se contraiam. Seria interessante se alguém resolvesse fazer uma pesquisa sobre esse aspecto da alimentação. Qualquer pessoa com artrite reumática sabe que a ingestão de carne bovina normalmente intensifica as dores. Tenho um paciente que começa a sentir mais dores algumas horas depois de comer um sanduíche de carne. Não é difícil compreender que se os seus músculos forem mais fortes, ou mais rígidos, eles afetarão suas articulações. Sem os músculos, jamais teríamos "juntas emperradas"; é o relaxamento dos músculos que permite a movimentação das articulações. E quanto maior a tensão muscular total, mais difícil se torna mover as articulações. À medida que as articulações se enrijecem, devido à tensão muscular excessiva, os movimentos se tornam mais lentos, mais difíceis e mais dolorosos.

Músculos e ossos

Praticamente todo tipo de dor nas costas de que trato é causado por tensões musculares excessivas. Durante todos esses anos, tenho tratado de pacientes que me procuraram se queixando de hérnia de disco, mas apenas uma ou duas vezes tive que encaminhá-los para algum especialista. Na maior parte das vezes, basta fazer com que seus músculos relaxem e o disco volta por si só à posição normal. Vejamos um exemplo típico.

Um paciente se inclina ou se vira para pegar alguma coisa. À medida que os músculos que o sustentam se contraem, os músculos do lado oposto relaxam, permitindo que o corpo fique ereto. Se os músculos do lado oposto não relaxarem, algo precisa ceder e geralmente é o músculo que está se contraindo. Isso resulta em muita dor e leva um bom tempo para sarar. Os ossos aos quais os músculos estão ligados às vezes ficam ligeiramente deslocados. No caso das vértebras, quando elas saem de alinhamento, isso faz com que o disco se mova. Você pode colocar o disco na sua posição correta quantas vezes quiser, mas ele só ficará lá se os músculos se relaxarem, permitindo o realinhamento dos ossos.

Sempre que você fica muito tenso, os músculos se enrijecem e doem. Não importa se isso ocorre nas costas, nos ombros ou nas pernas; se os músculos estiverem tensos demais para permitir um movimento fácil das articulações, você sentirá dor. Além disso, quando as articulações estiverem por demais enrijecidas, elas começarão a se desgastar (principalmente as articulações dos quadris, o que pode exigir uma cirurgia para substituí-las). O estresse, definido com uma condição de "mais energia gasta do que absorvida", sempre resulta em músculos tensos e doloridos, principalmente na região dos ombros. Tudo o que um agente da cura competente precisa fazer é pôr as mãos sobre ou perto da região que apresenta excessiva energia. Em nenhuma ocasião é necessária ou recomendada a massagem. Aliás, ela deveria ser feita apenas por fisioterapeutas qualificados, e, se isso fosse necessário, o agente da cura deveria encaminhar o cliente para um médico. Em seguida, gostaria de dar alguns exemplos clássicos de dores musculares.

O primeiro refere-se a uma jovem mulher de 23 anos. Uns três anos antes, ao baterem na traseira do seu carro, ela sofreu um ferimento no pescoço, em forma de vergão, que a levou a acionar sua empresa de seguros. Passados três anos, a empresa continuava pondo em questão a gravidade do seu ferimento. Eles queriam que ela procurasse outro especialista disposto a fazer uma operação muito delicada e um tanto perigosa no seu pescoço, região em que ela passara a sentir muita tensão.

Em vez de se submeter a essa cirurgia, ela preferiu me procurar para ver o que poderia ser feito. Ela estava usando um aparelho para imobilizar o pescoço, pois fora informada de que qualquer movimento com a cabeça resultaria em danos ainda mais sérios. Ela também tinha dores constantes.

Pedi que ela se sentasse numa cadeira de espaldar reto e que retirasse o aparelho que usava no pescoço. Em seguida, pedi que fechasse os olhos para poder relaxar com mais facilidade. Coloquei meus dedos em cada um dos lados do seu pescoço. Depois de uns cinco minutos, ela começou a soluçar, descontroladamente no início, à medida que o trauma ia se dissolvendo. Passados mais uns cinco minutos, sua cabeça começou a se mexer involuntariamente e logo passou a balançar muito. Permaneceu assim por aproximadamente vinte minutos. No final deste período, afastei minhas mãos, permitindo que ela descansasse por um instante, e depois pedi que mexesse a cabeça. Não havia restrição de nenhuma espécie aos seus movimentos. Todas as dores tinham desaparecido e desde então ela não teve mais problemas.

Pediram-me que escrevesse um pequeno relatório para o médico e para a empresa seguradora. Em resumo, expliquei que, por ocasião do acidente, ondas de choque percorreram o corpo dela e foram absorvidas pelos músculos do pescoço. Essa energia latente não tinha sido liberada. Além disso, o acidente deixara a jovem em um estado de choque intenso que não fora tratado, o que provocou a contração da musculatura em torno do seu pescoço e dos ombros. Isso provavelmente ocorreu devido à energia não liberada nos músculos e também pelo fato de que o choque não fora tratado. Com o tratamento, provavelmente ela teria saído desse estado depois de mais ou menos um mês, o que facilitaria sua recuperação. Ela não chegou a conseguir a indenização por parte da seguradora, mas isso não pareceu incomodá-la muito.

Já tive de lidar com várias situações desse tipo. Também já tratei de uma grande quantidade de pacientes portadores de espondilose. Trata-se de uma enrijecimento dos músculos em torno das vértebras, que provoca o desgaste delas. Alguns casos estão além da minha capacidade, embora quase possam ser curados total ou parcialmente. Como sempre, preciso começar identificando a causa da tensão. As pessoas que não consigo ajudar geralmente são as mais idosas. Pessoalmente, não acredito que exista qualquer motivo pelo qual alguém deva sofrer de espondilose, contanto que um tratamento seja iniciado suficientemente cedo. Qualquer tratamento que relaxe os músculos pode curar essa enfermidade, se bem que não irá curar ossos desgastados ou danificados. No entanto, esse problema precisa ser tratado desde cedo e sua causa precisa ser identificada, caso contrário, os sintomas reaparecerão. Apesar desses sintomas se manifestarem nas articulações, o problema está nos músculos tensos.

Sejamos sensatos. Excluindo-se as doenças, pouca coisa pode afetar os ossos. Um esqueleto que não esteja envolvido pelos músculos não irá se desgastar, uma vez que as articulações estarão livres e soltas. É só quando os músculos se contraem em torno dos ossos que os problemas começam. Realmente é de grande importância que a tensão muscular seja verificada em intervalos regulares. O desgaste ósseo muitas vezes pode ser conseqüência direta da tensão excessiva nos músculos, que estão assim por causa de um sistema bioelétrico que não se encontra em sua melhor forma. Às vezes, isso é resultante de choques, de pressões emocionais ou de outras formas de estresse, todas elas envolvendo gasto de energia.

Representaria um grande progresso na medicina e nos cuidados preventivos com a saúde se fosse possível encontrar alguma maneira de se medir e quantificar o campo eletromagnético humano ou, pelo menos, a tensão muscular. Muitas vezes, os fisioterapeutas levam meses até conseguir relaxar os músculos suficientemente para que haja alguma melhora. E a não ser que eles façam algo para aumentar o potencial bioelétrico do paciente e tomem providências para eliminar a tensão, que originou o problema, os meios convencionais têm pouquíssimas chances de alcançar um sucesso definitivo. Para qualquer pessoa que esteja sofrendo com uma doença dolorosa e restritiva como a espondilose, eu aconselharia que consultasse um agente da cura devidamente credenciado não para manipulação do local, mas para uma simples aplicação da energia de cura. Do ponto de vista de um agente da cura, esse realmente é um dos problemas mais fáceis de ser resolvidos.

Uma situação da qual me recordo, envolvendo problemas musculares, ocorreu com um garoto de catorze anos. O rapaz estava mancando muito e chegaram a sugerir que ele se submetesse a uma cirurgia para resolver o problema.

Seu pai, que o acompanhava na consulta, explicou que o problema estava relacionado de alguma forma com os ossos ou com os tendões do pé. Naturalmente, aceitei essa explicação e comecei a procurar um potencial elétrico modificado no pé. No entanto, por mais que me esforçasse, não conseguia encontrá-lo. Fui ficando cada vez mais convencido de que o problema não estava no pé, mas sim no quadril; porém, como o pai observasse atentamente cada um dos meus gestos, e como falasse com tanta convicção a respeito da região que apresentava o problema, ignorei meus palpites e continuei tentando tratar do pé do garoto.

Depois de uns quinze minutos desperdiçados, sem observar nenhum resultado, caí em mim e, ignorando o que o pai me dissera, concentrei minha atenção no quadril do rapaz. Imediatamente, a perna reagiu e começou a se dobrar e a se mexer à medida que a energia de cura chegava ao local do problema. O problema estava, não no pé, mas num músculo superior da coxa, que apresentava espasmo, ou seja, uma espécie de câimbra permanente. Foram necessários cerca de dez minutos para relaxar o músculo. Depois disso, o garoto se ergueu e caminhou perfeitamente pela sala, sem mancar. Na semana seguinte, ele retornou, apenas para verificarmos se o problema não tinha voltado de alguma maneira — algo que costumamos fazer nesses casos —, mas ele continuava se sentindo perfeitamente relaxado e, pelo que sei, o problema nunca mais se manifestou.

Sintomas semelhantes a câimbras são responsáveis por muitos casos de dores nas costas. Não é raro a pessoa sentir dor num dos lados dos quadris quando a causa do problema está no outro. Digamos que, devido a um esforço, como levantar uma perna, estando sobre uma escada ou sobre uma cadeira, sustentando todo o peso do corpo na outra, os músculos do lado esquerdo, por exemplo, fiquem tensos demais. Horas depois, eles sofrem uma espécie de câimbra, mas sem que a pessoa sinta dores. Na melhor das hipóteses os músculos não relaxam totalmente depois do esforço feito ou da tensão imposta sobre eles. E como os músculos da perna esquerda estão agora parcialmente contraídos eles deixam as articulações emperradas.

Essa contração dos músculos de fato "encurta" a perna afetada, geralmente em cerca de um ou dois centímetros. Com a perna esquerda agora um pouco mais curta, a perna direita precisa sustentar um peso maior, quando a pessoa está parada, em pé, ou andando. A não ser que as duas pernas tenham o mesmo comprimento, é provável que haja pressões desiguais. A pressão irá se localizar no quadril do lado mais longo e é lá que a dor começa. Eventualmente, essa pressão desigual pode fazer com que o quadril direito se desgaste, embora, na maior parte das vezes, a pessoa sinta dores nas costas antes de o quadril ser afetado.

Conseqüentemente, o tratamento deve ser feito no quadril esquerdo. É pura perda de tempo tratar a dor do lado direito, porque ela é apenas um sintoma. A causa do desconforto está do lado esquerdo, apesar de não haver qualquer sintoma desse lado. Há algumas semanas, fui procurado por um homem que sentia dores nas costas e no quadril esquerdo há quase vinte anos. O problema era exatamente o descrito acima, e, depois de duas semanas tratando da sua perna direita, as dores sumiram completamente. Faço questão de repetir que todas as drogas, massagens ou outros tratamentos para as dores no lado que apresenta dor não farão nenhum efeito enquanto não se abordar a tensão do lado aparentemente sadio.

Em certa ocasião, um jovem me procurou com dores nas costas e no quadril esquerdo. Ele trabalhava com criação de cavalos de corrida e, alguns anos antes, sofrera um acidente de equitação, no qual quebrara a perna direita, que agora era uns dois centímetros menor que a esquerda. Percebi que a dor que ele estava sentindo no quadril esquerdo era uma conseqüência direta do fato de a perna direita ser um pouco mais curta, e de estar causando certa pressão a mais sobre o lado esquerdo. Se ele tentasse caminhar de modo uniforme, acabaria passando a vida inteira andando em círculos. Pedi que ele se sentasse, sustentei sua perna direita em minhas mãos, segurando seu pé, e deixei que a energia de cura se irradiasse pelos seus músculos. Depois de alguns minutos, a perna começou a apresentar uma série de movimentos involuntários. Depois de uns quinze minutos, comparamos o comprimento das pernas e constatamos que elas estavam exatamente do mesmo tamanho. Quando ficou de pé, ele de início teve certa dificuldade de coordenação motora, enquanto seu cérebro se adaptava à nova posição, mas isso logo foi superado.

Na semana seguinte, ele voltou para um novo exame. As dores do lado esquerdo tinham desaparecido e ele me disse que fora obrigado a abaixar a altura do estribo direito em dois centímetros e meio. Aparentemente, ele tinha cavalgado com um estribo mais curto desde os tempos do acidente. Sua única queixa foi que, na noite do dia que me procurara pela primeira vez, ele foi a um bar da região jogar dardos e constatou que era praticamente impossível acertar o alvo porque sua postura tinha melhorado muito com meu tratamento. Já tratei outras pessoas com problemas semelhantes e os resultados sempre foram rápidos e permanentes, sem que os pacientes sentissem dor.

Antes de encerrar o tema da relação entre os músculos tensos e a dor, gostaria de citar outro exemplo. Como sempre faço, troquei o nome da pessoa envolvida, apesar de o caso ser bastante conhecido.

O grande sonho da vida de Sally, uma garota de dez anos, era vencer o campeonato de equitação do verão de 1990, na sessão local do Pony Club. Ela ficou compreensivelmente arrasada quando os médicos disseram que as dores que sentia nos joelhos eram conseqüência de uma enfermidade conhecida como doença de Osgood-Schlatter. Ela geralmente se manifesta em crianças que estão entrando na puberdade, e é causada pelo crescimento ósseo excessivo nas articulações dos joelhos. Isso resulta em perda de movimentos, em dores fortes e em um eventual esfacelamento do osso que forma a articulação. A doença é considerada incurável, mas os médicos disseram a Sally que ela acabaria superando o problema quando chegasse à idade adulta. Esse problema tende a aparecer em crianças que se dedicam a atividades esportivas.

O problema de Sally, que começara em junho de 1990, dificultava até mesmo a mais simples caminhada. A única sugestão que o médico lhe fez foi a de engessar a perna para limitar os movimentos. Em outubro de 1990, os pais de Sally me procuraram. Ela se submeteu a sessões semanais regulares, que provocavam um alívio quase imediato da dor, reduzindo o inchaço das articulações afetadas. No Natal daquele ano, ela já tinha praticamente voltado ao normal e não sentia nenhuma dor. Em maio do ano seguinte, 1991, Sally ganhou medalhas de bronze e de prata na natação, chegou em segundo lugar no campeonato de saltos do Pony Club e ficou em primeiro lugar na sua categoria. Nada mau para uma garota que tinha sido informada que só seria capaz de caminhar normalmente depois dos dezesseis anos!

Qual foi o problema? E o que provocou a cura? A maioria das

pessoas não compreende que os ossos crescem, mas os músculos não. Os músculos são estirados pelos ossos em crescimento, e isso faz com que cresçam novas fibras musculares, mantendo-se assim a tensão muscular adequada com relação aos ossos. Algumas crianças têm músculos fortes e certa tendência para que a tensão nos seus músculos fique acima da média normal para a idade. Quando essas crianças são estimuladas a participar de atividades esportivas, principalmente as que exigem muita força, os músculos se tornam fortes demais com relação aos ossos que os sustentam. Isso significa que os ossos em crescimento não conseguem esticar os músculos, o que faz com que os ossos comecem a crescer uns dentro dos outros, forçando-os a uma mudança de posição.

Sally montava cavalos de grande porte desde muito pequena. Isso causou um desenvolvimento excessivo dos músculos de suas pernas e das coxas. Na verdade, ela tinha músculos muito fortes nos braços, nas pernas e nas coxas. Tudo isso é muito bom e necessário quando se quer cavalgar e dominar um cavalo muito forte, mas não representa uma grande ajuda para um osso em crescimento que precisa esticar os músculos aos quais está preso, para poder crescer mais ainda. Os ossos de Sally simplesmente não eram suficientemente fortes para esticar os músculos; em vez disso, os músculos restringiam o crescimento dos ossos, fazendo com que eles crescessem uns dentro dos outros, até que as articulações dos seus joelhos se deformaram e os ossos começaram a crescer através dos músculos. A energia de cura relaxou os músculos de Sally a tal ponto que os ossos puderam voltar ao seu devido lugar.

As chamadas "dores do crescimento" realmente existem, como esse caso particular exemplifica muito bem. Muitas pessoas jovens me procuram para tratamentos e o único problema delas é o fato de terem músculos excessivamente desenvolvidos. É nesse tipo de situação que a terapia de cura pode se mostrar muito eficaz. A terapia com drogas, cirurgias e coisas desse tipo não são a solução para um problema que requer o relaxamento dos músculos. Receio que os esteróides sejam usados com freqüência excessiva como relaxante muscular. E gostaria que mais médicos recomendassem uma terapia de cura antes de apelarem para outros métodos. Isso poderia poupar as pessoas de muita dor e aflição.

Quanto mais idade tiver a pessoa com esse tipo de problema, tanto mais difícil será a sua solução. Obviamente, à medida que envelhecemos, a força muscular e o posicionamento dos ossos vão se tornando definitivos. Se você tiver um filho com problemas musculares e se os tratamentos convencionais não estiverem ajudando, peça ao seu médico que lhe recomende um agente da cura qualificado e experiente. Lembre-se de que a terapia de cura não envolve o uso de qualquer manipulação e agentes da cura credenciados não tentarão fazer isso, a não ser que tenham as devidas qualificações.

Energia e água

Uma forma de exercício capaz de provocar dores musculares ou nos ossos é a natação. Conheço todos os argumentos a favor dessa atividade física, que exaltam suas propriedades relaxantes, e acredito que seja um dos melhores e mais seguros esportes que se podem praticar. Mas para uma pessoa que não esteja em boa forma física, ou que sofra de reumatismo, de depressão ou de outros problemas semelhantes, eu não o recomendaria. Aliás, chego até a contra-indicar a natação para alguns de meus pacientes enquanto eu não lhes der um "sinal verde" para isso.

Os motivos para isso são bastante simples. Conforme já expliquei acima, uma das principais causas das dores ósseas ou musculares é o fato de músculos tensos não permitirem o movimento das articulações. Essa tensão freqüentemente se deve à baixa energia, a baixos níveis de corrente no corpo e a um campo bioelétrico também baixo. A água e a eletricidade, como todos sabemos, não se misturam. Por que as pessoas haveriam de ir nadar quando seu níveis de energia já estão abaixo do que é necessário para permitir um corpo relaxado?

Independentemente do seu nível de energia, assim que entrar na piscina, sua bioeletricidade será conduzida pela água e irradiada para o ar. É por esse motivo que nadadores às vezes sofrem de câimbras. Evidentemente, os indivíduos em boa forma física serão capazes de suportar por mais tempo a perda de energia do que os que têm baixas reservas, mas todos os nadadores acabam sucumbindo à fadiga e às câimbras quando ficam muito tempo dentro da água. Portanto, lembre-se, sempre que você nada, você perde energia.

Não estou me referindo à energia que você queima com os esforços próprios da natação. Essa perda já é esperada, e se você sair da água antes de suas reservas se esgotarem, tudo estará perfeitamente bem. Mas se você entrar na água com as reservas de energia já num nível baixo, é muito provável que seus problemas piorem. Eu sei que, às vezes, recomenda-se a natação para pessoas que sofrem de artrite, mas acredito que qualquer um que tenha um baixo nível inicial de energia acabará apenas agravando seu problema se resolver nadar.

Eu conheço todas as argumentações afirmando que essas pessoas se sentem muito melhor enquanto estão nadando. É claro que elas se sentem bem! Durante um curto período de tempo, o esqueleto não é obrigado a sustentar peso nenhum e isso alivia a dor. Além disso, conforme já indiquei antes, a dor sempre é uma indicação de que um excesso de energia está fluindo para uma área na qual causará a cura. A natação absorve a energia, aliviando assim a dor. Mas, posteriormente, essa atividade agrava o problema, a não ser que a pessoa esteja em excelente forma física e com grandes doses de energia. Se você acha que a natação está lhe ajudando, continue praticando-a. Mas do contrário, fique longe da água e não entre numa piscina antes que se passem uns três dias de sua última visita a um agente da cura, pois a água pode "diluir" o trabalho feito por ele (perdão pelo trocadilho).

Aliás, é por esse motivo que os peixes têm sangue frio. Eles são incapazes de armazenar a bioeletricidade. Eles têm corrente elétrica, mas não um campo eletromagnético. É pelo fato de a água conduzir a eletricidade com tanta eficiência que ela acaba sendo liberada para a atmosfera. Esse também é o motivo pelo qual nos sentimos relaxados quando nos sentamos à beira de um rio ou de uma lagoa. É que absorvemos a energia que o rio está descarregando. Talvez seja essa a explicação para o fato de as pessoas sofrerem uma incidência maior de artrite em climas úmidos. Uma atmosfera úmida pode afetar nosso campo eletromagnético conduzindo a energia eletromagnética para uma área maior, fazendo assim com que os músculos fiquem tensos e que as articulações sofram.

A dor relatada pelo paciente

Se você sentir dor em algum lugar do corpo, não pense que a causa esteja necessariamente nesse mesmo lugar. As coisas nem sempre são assim. Uma das provas mais impressionantes desse fato me foi fornecida por um homem que durante muitos anos sofria de dores nas costas. Suas atividades profissionais exigiam que ele usasse muito o automóvel, e as dores nas costas tinham se tornado tão intensas, principalmente quando estava no volante, que ele chegou a pensar seriamente em desistir do trabalho. Ele já tinha passado por todos os tratamentos usuais — analgésicos, fisioterapia, massagem — e, no decorrer dos anos, tinha gasto uma pequena fortuna consultando-se com vários terapeutas e especialistas particulares.

Finalmente, ele bateu à minha porta. Coloquei as mãos sobre a parte inferior das suas costas, sobre seus quadris e ao longo da sua coluna vertebral, mas não consegui encontrar nenhum problema. Em seguida, examinei-lhe as pernas, os tornozelos e os pés. Quando passei a mão sobre o peito do pé direito, senti certa resistência ao meu campo eletromagnético (minha aura). Por esse motivo, pressionei ligeiramente a parte superior do pé dele. O efeito foi surpreendente e instantâneo!

"Depressa!", gritou ele. "Não se preocupe com meu pé; a dor voltou a aparecer nas costas. Estou sentindo-a agora; é terrível!"

Afastei meus dedos do seu pé para voltar a me ocupar de suas costas e a dor começou a diminuir. Foi quando encontrei a resposta. "Alguma vez você já torceu o tornozelo?", perguntei.

"Já. Há uns cinco anos, mais ou menos. Mas o que é que isso tem a ver com o problema?"

"Conte-me exatamente o que aconteceu", pedi.

"Bem, eu estava descendo alguns degraus e torci o tornozelo direito; doeu muito durante uma semana. Mas depois a dor desapareceu. Por quê?"

Em seguida, perguntei quando as dores nas costas tinham começado a se manifestar. Ele me disse que já as sentia havia quatro anos e meio (ou seja, elas começaram cerca de seis meses depois de ele ter torcido o tornozelo). Eu lhe expliquei que, ao torcer o tornozelo, de alguma maneira ele tinha exposto um nervo da parte superior do pé. Eu não sabia explicar exatamente como isso aconteceu. Mas cada vez que alguma coisa tocava nesse determinado nervo, ele sentia dores nas costas.

Eu não tinha a menor idéia quanto aos motivos pelos quais a dor se refletia nas costas, e sabia menos ainda como tratar o problema, mas sugeri que, no futuro, ele passasse a usar sapatos que não precisassem ser amarrados. Desse modo, quando estivesse no carro e quisesse tirar o pé do acelerador, os cadarços não pressionariam ainda mais a parte superior do pé, afetando o nervo em questão. Esse foi um dos poucos casos nos quais não pude realizar uma cura. Tive de me limitar a fornecer indicações de como evitar a dor.

Nem todos os sintomas são o que parecem ser, e o caso seguinte é típico do que quero dizer. No decorrer dos doze anos das minhas atividades como agente da cura, encontrei alguns desses casos estranhos que nos obrigam a ficar sempre com as antenas ligadas.

Um homem me procurou com um problema cardíaco e respiratório. Ele sempre se sentia bem pela manhã ao acordar, mas assim que saía de casa começava a sentir um aperto no peito; seus pulmões pareciam encolher, ele ficava com falta de ar e as dores no seu peito eram indescritíveis. Os médicos já tinham feito todos os exames possíveis, mas não conseguiram encontrar uma causa para os problemas dele. O homem trabalhava numa fábrica abafada e por várias vezes passara mal, sendo obrigado a voltar para casa. A mesma situação voltava a se repetir no final do dia. Ele se sentia perfeitamente bem enquanto permanecia dentro de casa; mas no momento em que resolvia sair para tomar ar fresco, o problema voltava a se manifestar.

Essa situação começara cerca de seis meses antes de ele me procurar. Ouvi sua história e depois me coloquei na posição que costumo adotar nas sessões de cura: de pé, atrás do paciente. À medida que minhas energias de cura começaram a fazer efeito, ele foi ficando cada vez mais quente (era evidente que não lhe faltava energia). Mas quanto mais quente ficava, mais se sentia no ar o cheiro do antitranspirante que ele usava, cujo perfume começou a ficar forte e enjoativo. Era um aroma penetrante, que durante a sessão se tornou cada vez mais intenso, até que não pude mais suportar.

"Há quanto tempo você usa este antitranspirante?", perguntei.

"Que pergunta mais esquisita", respondeu ele. "Há uns seis meses, suponho. Por quê?"

"Você sempre o aplica no banheiro?"

"Claro!"

"E você o usa com bastante freqüência, pelo menos umas duas vezes por dia?"

"Imagino que sim, mas o que é que isso tem a ver com meu peito?"

"Eu não sei que efeitos esse produto pode ter sobre o seu peito, mas depois de dez minutos, esse cheiro está quase me sufocando", eu disse. "E se você está usando o produto num banheiro pequeno e sem muita circulação de ar, acredito que esteja inspirando grande quantidade dele. Trata-se de um antitranspirante com um fator de secagem na fórmula. Imagino que seus pulmões estejam ficando ressecados, de maneira que, quando você sai de casa e respira o ar frio, seus pulmões se contraem. O antitranspirante deve ser usado nas axilas, não dentro dos pulmões. Eu sugiro que você deixe de usá-lo por umas duas semanas, principalmente considerando que a época em que começou a usá-lo, há seis meses, coincide com o surgimento dos seus problemas."

Quando ele voltou a me visitar, duas semanas depois, seu problema tinha desaparecido completamente.

Tive um caso semelhante com uma senhora que usava muito laquê todas as manhãs para manter uma aparência impecável. Ela também costumava usar o produto num aposento pequeno e pouco ventilado, o que fazia com que ela inspirasse grande parte dele. A única coisa que ela contara aos médicos era que estava se sentindo fraca, que tinha tonturas e um problema respiratório. Medicamento nenhum seria capaz de ajudá-la nesse caso. Mas assim que lhe expliquei o que ela estava fazendo e ela deixou de usar o produto, o problema desapareceu.

Curar também significa ser observador e usar um pouco de intuição e grandes doses de bom senso.

3

Manutenção

No mundo de hoje, quase todas as pessoas sofrem de alguma forma de tensão, o que significa, em outras palavras, que elas estão usando mais energia do que conseguem absorver ou produzir. Há vários sintomas precoces e óbvios, embora, aparentemente, poucos deles sejam reconhecidos pelo público em geral antes que seja tarde demais. Vejamos uma rápida lista dos tópicos mais freqüentes:

- Dificuldade para dormir
- Membros tensos ou câimbras
- Dificuldade para se locomover
- Sensação de fadiga ou de cansaço
- Dificuldade para lembrar das coisas
- Sentir muito frio, principalmente nas mãos e nos pés
- Dificuldade de compreensão, ou seja, ficar confuso depois da leitura de um texto mais longo ou esquecer o início antes de chegar ao final do parágrafo
- Dificuldade para tomar decisões
- Compulsão para comer doces

Se um cliente me procurasse com alguns desses sintomas, eu consideraria a possibilidade de ele estar com falta do combustível da vida, da energia; sem energia, o motor dele, seu corpo, é incapaz de funcionar. A maioria das pessoas que me procuram estão consumindo mais energia do que conseguem absorver, nem que seja apenas pelo fato de se preocuparem demais com as coisas.

Um bom agente da cura, com bastante carga de energia, transmitirá esse excesso de energia ao paciente, que se sentirá relaxado ou até mesmo cansado. É possível até mesmo que chore. (Um dos itens mais úteis na minha sala de consultas é uma caixa de lenços de papel.) Uma pessoa em situação de tensão é como um carro com a bateria descarregada — do ponto de vista mecânico, ele está perfeito, mas se a bateria não for recarregada, ele não pode funcionar. As luzes não se acendem mais. Mas assim que se recarrega a bateria, o motor passa a funcionar outra vez, e rapidamente se incumbe de se recarregar por si mesmo.

Músculos tensos

Um dos primeiros sinais de perda de energia é a contração dos músculos. Para enfatizar a importância da bioeletricidade, principalmente como força de cura, estou omitindo todas as referências aos papéis desempenhados pelas substâncias químicas, pelo oxigênio, e assim por diante. Pense, por exemplo, em atletas que acabaram de participar de uma corrida e que usaram todo o excesso de energia que tinham. Não é raro vê-los cair, tomados por câimbras. Isso, acredito, é devido a uma quantidade insuficiente de energia se irradiando pelos músculos para mantê-los relaxados.

A grande maioria das pessoas não é atleta e não tem tendência para ter câimbras, a não ser que seu estoque de energia esteja muito debilitado. Bem mais comum é que os músculos simplesmente fiquem tensos. Geralmente, percebemos essa tensão primeiro nos ombros, ao longo da espinha dorsal e, nos estágios finais, também nos braços e nas pernas. A energia elétrica flui em ondas em torno do corpo. Como isso se dá é algo que ignoro, mas, como agente da cura, posso sentir minha energia fluindo através de mim, e não tenho a menor dúvida de que ela se irradia. Todos os músculos do corpo ficam se tensionando e se relaxando constantemente, em velocidades diferentes, à medida que a energia passa por eles.

O coração é o exemplo mais óbvio, com seus batimentos regulares. Essa ação de bombeamento está presente em todos os músculos e ajuda o corpo a manter seu tono muscular. Não existiria a menor possibilidade de que o coração, sozinho, bombeasse o sangue através dos vasos capilares até as extremidades dos seus dedos, sem a ajuda da ação muscular. Se os músculos começarem a ficar tensos por causa do baixo nível de energia, haverá uma chance cada vez maior de a pressão sanguínea começar a aumentar. O coração não apenas estará bombeando sem a ajuda dos demais músculos, mas os músculos tensos estarão exercendo mais pressão sobre as veias e as artérias que os atravessam. Os músculos tensos, causando pressão sanguínea elevada, muitas vezes indicam baixos níveis de energia ou, se você preferir a expressão mais comumente usada, indicam a presença da tensão. Além disso, como já tivemos oportunidade de ver, quando os músculos se tensionam, eles aproximam os ossos uns dos outros, causando problemas nas articulações que acabam ficando desgastadas.

A forma como o seu agente da cura irá tratá-lo depende da técnica que ele resolver usar. Eu mesmo sempre trabalho de acordo com a seguinte fórmula: se um problema está localizado acima da cintura, coloco as mãos sobre a cabeça do paciente, dos dois lados do seu pescoço ou sobre os ombros. Se o problema está situado principalmente abaixo da cintura, coloco as mãos sobre a parte central da extremidade inferior da coluna. Os efeitos podem ser bastante dramáticos, principalmente com os problemas relacionados com a ciática. Também costumo segurar os tornozelos quando há algum tipo de bloqueio subconsciente e, na maior parte das vezes, depois de alguns minutos, os músculos começam a tremer e as pernas a se agitar na medida em que o excesso de tensão começa a se dissolver. A maioria das dores na parte inferior da coluna e de ciática nada mais é do que uma forma diferente de câimbra. À medida que a energia passa do agente da cura para o paciente, este passa a sentir mais calor. Eu gostaria de observar aqui que a grande maioria das pessoas dispõe de meios para aumentar seu nível de energia sem ter de procurar um agente da cura, e que muitos podem evitar a tensão ou a depressão desde que adotem medidas para manter um campo bioelétrico saudável.

Para as pessoas que se encontram em situações de tensão, nem sempre é possível modificar ou sair da situação que a está causando. Isso lhes deixa uma única alternativa: a de aumentar os níveis de energia consumida para atender suas necessidades físicas. Falaremos a respeito desse assunto com mais detalhes depois de termos analisado todos os sintomas.

Sensação de frio

Outro sintoma de um nível baixo de energia é uma sensação generalizada de frio, principalmente nos pés. Eu nunca deixo de me surpreender quando pessoas me dizem que o motivo de elas terem os pés muito frios é uma circulação sanguínea ruim. Elas estão dizendo, em outras palavras, que o sangue não chega até os pés, que ele chega até os tornozelos, mas depois, de forma inexplicável e repentina, passa a fluir mais devagar, voltando a acelerar-se quando volta às pernas. Dizer que pés constantemente frios são causados pela má circulação é uma afirmação totalmente destituída de lógica. Se o sangue não estivesse chegando aos pés, outros problemas, bem maiores, estariam se tornando visíveis.

Sabemos que não é apenas o sangue que mantém a temperatura do corpo. É a corrente elétrica. Considere uma lâmpada elétrica. Quando você a acende, ela se aquece: quando você a desliga, ela volta a esfriar. A eletricidade ou a energia fluindo pelo corpo e superando a resistência cria calor, ajudando assim a manter a temperatura do corpo. Se o seu nível de energia for baixo, a temperatura do seu corpo também será, principalmente nos pés, que estão mais distantes do cérebro, o nosso gerador.

Já demonstrei inúmeras vezes que os pés frios geralmente estão em associação direta com baixos níveis de energia ou com algum outro problema que esteja afetando os níveis do corpo. E quando o problema piora, essa sensação de frio acaba se espalhando pelo corpo inteiro.

Insônia

Outro sintoma que às vezes pode estar diretamente relacionado com baixos níveis de energia é a insônia. Como já disse anteriormente, necessitamos de energia para manter os músculos relaxados, o coração batendo, os pulmões bombeando e assim por diante. Mas o que acontece quando adormecemos e as atividades das nossas ondas cerebrais, a energia elétrica, são praticamente desligadas? Para se adaptar ao sono, de importância essencial para o repouso do cérebro, o corpo precisa manter um potencial de energia em reserva. Ela é armazenada na forma de glicose — no fígado e em outros lugares.

Se nossos músculos não têm as reservas necessárias de energia, quando precisamos dormir, pode ocorrer uma destas três coisas:

1. Não conseguimos adormecer.

2. Dormimos, mas acordamos de madrugada, quando toda a energia já tiver sido usada.

3. Dormimos durante a noite inteira, mas temos um sono muito agitado, com muitos sonhos e em que rolamos muito na cama. Essa alternativa é mais freqüente entre pessoas jovens e que estão em melhores condições físicas.

O cérebro nunca chega a se desligar completamente quando as reservas de energia estão muito baixas. Ele não pode fazê-lo; precisa continuar, se bem que num ritmo mais lento, para garantir que a energia vital continue fluindo para os órgãos que mais necessitam dela. Se o cérebro não continuasse funcionando, muitos tipos de problemas surgiriam.

Uma das coisas estranhas a respeito da insônia é que as pessoas que sofrem desse problema freqüentemente não conseguem dormir à noite, mas não têm dificuldade para dormir durante o dia (as famosas sonecas), principalmente quando estão na companhia de outras pessoas. Isso acontece porque o campo elétrico de uma pessoa pode influenciar o campo das demais. Em outras palavras, a energia que temos de sobra acaba sendo absorvida para afetar o campo de energia dos outros. Se uma pessoa cujo cérebro precisa muito de sono se aproxima de alguém com estoque de energia durante o dia, ela absorve da outra pessoa o que necessita para seu próprio corpo, enquanto o cérebro mergulha no sono para se revitalizar. Isso é algo que todos já vivenciamos, principalmente em situações de tensão.

Preocupação

Conforme já expliquei antes, uma corrente elétrica cria um campo eletromagnético, e os campos eletromagnéticos superam (ou contornam) a força da gravidade. Quanto mais energia você tiver, mais facilmente você irá caminhar pelo nosso planeta. Inversamente, quanto menos energia tiver, mais dificuldade terá para se levantar e para se manter em movimento.

Todas as formas de vida, tanto os animais como os vegetais, têm um campo eletromagnético. Se não o tivéssemos, seríamos incapazes de nos afastar da atração gravitacional da Terra. Cada semente tem o seu próprio campo eletromagnético (vida). É justamente esse campo de energia que permite que a planta que está germinando se movimente em direção ao sol e para longe da atração gravitacional. As plantas na sua casa crescem "para cima" por causa do campo vital que possuem. Quando esse campo se enfraquece por algum motivo, a planta começa a se curvar. Sua capacidade de superar a gravidade ao poucos diminui, até que, finalmente, quando o campo vital foi totalmente usado, ela morre e volta à terra.

Quando o campo eletromagnético da semente diminui, o mesmo ocorre com seu vigor. E nós também somos assim. Nossa energia é o escudo que temos para nos proteger das forças gravitacionais, e quando essa energia é insuficiente, sentimos dificuldades cada vez maiores para nos levantar da cadeira, para caminhar e até mesmo para ficarmos parados. Por outro lado, quanto mais energia temos, mais fácil é a nossa locomoção. Além disso, à medida que a energia diminui, o peso suportado pelo esqueleto aumenta. E isso, por sua vez, causa dores, principalmente nas pernas e na parte inferior das costas, pois a pressão acaba influenciando as articulações. Um homem de cem quilos e repleto de energia será muito mais leve do que um outro de apenas setenta quilos, mas que esteja muito tenso.

Memória

Além de gerar a energia do corpo, o cérebro também controla nossas funções mentais. O cérebro é o computador do corpo e, como todos os computadores, necessita de eletricidade para poder funcionar. Para funcionar plenamente, ele precisa que a energia flua por ele na medida certa. Quando a energia não é suficiente, ele não funciona bem; mas quando a energia é excessiva, ele acaba se desligando por sobrecarga.

Um dos problemas mais comuns causados pela tensão é a amnésia. Não um caso sério de perda de memória, mas o suficiente para causar momentos embaraçosos. Quando a energia está baixa fica difícil lembrar de pequenos detalhes, tais como nomes e datas. Freqüentemente a explicação dada para essa perda de memória é a "idade avançada". No entanto, na grande maioria das pessoas não é nada disso o que acontece. Tudo é bem mais simples: não dispondo de corrente elétrica suficiente, o computador simplesmente não consegue se ligar. Além disso, é tão difícil fazer o computador aceitar novas informações quanto fazer com que ele exiba informações já armazenadas. Com que freqüência teve dificuldade para se concentrar em ocasiões em que se sentia cansado? Quantas vezes você começou a ler um livro apenas para constatar que não conseguia se lembrar dos nomes de personagens importantes antes de chegar à segunda página?

Quando você não consegue incluir informações no seu computador e também não consegue acionar informações armazenadas nele, você fica sem dados suficientes para tomar decisões e esse processo torna-se extremamente difícil. A essa altura, tendemos a nos tornar impacientes, mal-humorados ou deprimidos, numa tentativa de evitar que nos façam perguntas. Simplesmente não dispomos da energia necessária para responder de modo rápido ou eficiente.

Fonte de energia

Há uma pergunta que eu sempre formulo quando um paciente me procura exibindo um ou todos os sintomas de tensão: "Você come muito açúcar?" Muitas vezes, eles me respondem: "Praticamente nunca." A experiência provou que, quando as pessoas adotam dietas alimentares sem açúcar, principalmente em situações de tensão, e se queixam de fadiga ou de esgotamento, elas têm a maioria dos sintomas mencionados acima. Outros com os mesmos sintomas são pessoas em trabalhos ou situações que exigem elevados níveis de concentração, de responsabilidade ou de atividade, tais como motoristas de caminhão, empresários ou atletas. Todas essas pessoas exibem sintomas de baixa energia. Suponho que a perda de energia mais extrema e repentina seja causada por choques. Uma liberação repentina de energia às vezes é necessária para escapar de uma situação que esteja ameaçando a vida. Todas as nossas energias podem ser acionadas de uma só vez para que consigamos sobreviver a um período de tensão extrema, como a morte de um ente querido. Freqüentemente, temos a impressão de que o indivíduo somente consegue suportar a situação até o momento em que cessa a ansiedade causada pela morte. Depois disso, ele repentinamente parece "se desfazer em pedaços". O choque também pode ser causado por medos ou por traumas inconscientes, tal como uma operação anterior, que não parece ter causado qualquer tipo de problema físico.

Independentemente de qual possa ser o motivo, se você alguma vez passou por um choque, certamente sabe que sensação pavorosa ele provoca. Primeiro, a transpiração, depois, uma sensação de frio intenso, o estômago embrulhado, e assim por diante. Tudo isso são versões extremas dos sintomas da tensão. O que sempre nos aconselham a fazer com uma pessoa em estado de choque? Mantê-las aquecidas e lhes oferecer uma xícara de chá adoçado. Por quê? Porque o açúcar no chá consegue retirá-la do estado de choque. É a falta de energia para enfrentar um excesso de demandas que leva as pessoas a sentirem frio, a tencionar os músculos, a ter seu cérebro desativado.

A essa altura, qualquer nutricionista deve estar reclamando, esbravejando e dizendo que o açúcar é muito ruim para a saúde. Segundo o professor Eric Jequiers, que chefiou uma equipe de cientistas suíços que pesquisava os efeitos do açúcar sobre o peso físico, na Universidade de Lausanne, o corpo usa carboidratos, açúcar e amido num prazo de 24 horas, e apenas 1% dessas substâncias se transforma em gordura. No entanto, quando se pretende eliminar o açúcar da dieta alimentar, é preciso substituí-lo por outra fonte de energia. Portanto, vamos começar pelo princípio.

A energia vem do sol. Se você duvida disso, pergunte a si mesmo como se sente quando o sol está brilhando. Até mesmo as pessoas que sofrem de fadiga ou de problemas nas articulações parecem adquirir vida nova num dia ensolarado. A energia do sol é eletricidade e todos nós a absorvemos e utilizamos. Felizmente para nós, o mesmo é feito pelas plantas. As plantas transformam a energia solar em açúcar, através do processo da fotossíntese. Nós comemos as plantas e transformamos o açúcar em glicose, e depois a glicose em energia. Sei que o processo é bem mais complexo do que isso, mas acredito que consegui passar a idéia básica. Sem energia morremos ou, no melhor dos casos, enfraquecemos. Por que então o açúcar é ruim para nós?

As pesquisas comandadas pelo professor Jequiers demonstraram que são os ingredientes com os quais o açúcar é misturado que causam todos os problemas. Os chocolates, os bolos e outros alimentos adoçados geralmente contém grandes quantidades de gordura, e é justamente essa gordura que causa os problemas de peso e de saúde. Mesmo assim, eu continuaria evitando o açúcar porque sua complexa estrutura molecular torna difícil sua decomposição no sistema digestivo. Apenas uma pequena proporção do açúcar nessa forma é rapidamente transformada em glicose. O restante, se o corpo não precisar dele, faz todas aquelas coisas horríveis a que os especialistas em dietas se referem, incluindo o armazenamento de energia na forma de peso. Por outro lado, a glicose, devido a sua estrutura molecular mais simples, é rápida e facilmente assimilada pelo corpo e utilizada antes de qualquer outra forma de energia disponível.

Há centenas de anos, antes dos saques a descoberto nos bancos, dos carros de grande velocidade, dos estudos sobre o tempo e sobre os movimentos, das hipotecas e de todos os demais problemas, nós obtínhamos toda a energia da qual necessitávamos através dos alimentos que ingeríamos. Mas os tempos mudaram. De modo geral, todos nós nos tornamos mais competitivos e mais materialistas. Criamos para nós mesmos um ambiente artificial que gera níveis excessivos de tensão, que exige níveis artificialmente elevados de energia. Nessa situação, somos obrigados a complementar nossa dieta natural com níveis maiores de energia para atendermos as maiores exigências que fazemos com relação a nós mesmos. E quando nossos níveis de energia não são suficientes para atender a essas necessidades, nos são oferecidos vários estimulantes artificiais com a finalidade de preencher essa lacuna.

Tomamos tranqüilizantes para nos acalmarmos e para diminuir nossa necessidade de energia, ou soníferos para induzir quimicamente o sono, ou ainda estimulantes que aumentam nossa energia de modo a nos ajudar a enfrentar as necessidades típicas do século XX. Muitos se voltam para as bebidas alcoólicas, que também são uma forma concentrada de energia. Afinal de contas, você alguma vez já viu um indivíduo embriagado com dificuldade para dormir ou sentindo muito frio? Você já percebeu que os bêbados não se machucam quando levam um tombo? Isso porque a atração gravitacional está tendo menos efeito sobre eles. Você já percebeu como são relaxados os membros das pessoas embriagadas?

No entanto, tal como acontece com todas as drogas, quaisquer vantagens que possam ser obtidas inicialmente pelas bebidas alcoólicas, como, por exemplo, dormir com mais facilidade ou de se sentir bem fisicamente, se perdem rapidamente, à medida que o corpo passa a depender do álcool, e excluir todas as demais formas de energia. A essa altura, instala-se o vício e todos os antigos problemas voltam. As vantagens são perdidas e passamos a enfrentar também o problema do vício das drogas ou das bebidas alcoólicas.

Peso

Quando alguém me procura com sintomas de tensão, sempre recomendo grande quantidade de glicose durante um curto período de tempo. Vários médicos já me disseram que isso é pura perda de tempo, mas eles mesmos usam esse método com pacientes gravemente doentes ou que estejam se recuperando do choque de uma operação. (Com toda a honestidade, sei de alguns médicos que fazem questão de estocar glicose.)

Geralmente, encontro certa resistência por parte das minhas pacientes quando sugiro que devem tomar muita glicose durante mais ou menos uma semana. Na maior parte das vezes, elas estão preocupadas com a balança. No entanto, como costumo observar, a glicose não cria dependência, não é tóxica e não engorda, contanto que você necessite dela. Portanto, basta que você observe seu peso; se engordar um quilo ou mais, pare de tomar a glicose. Calculo que 90% das minhas pacientes não engordam com a glicose, nem mesmo com as quatro a cinco colheres de sobremesa diárias que recomendo.

Eu me lembro de uma determinada paciente que veio me procurar. Ela estava com mais de 110 quilos e ganhando cada vez mais peso (a expressão é dela, não minha). Sugeri que ela ingerisse até sete colheres de sobremesa por dia durante uma semana e depois voltasse ao consultório. Ela declarou que me processaria se engordasse um grama, principalmente porque me procurara justamente por causa de seu problema de peso. Uma semana depois, quando voltou, ela ostentava um grande sorriso e a constatação de que emagrecera quase quatro quilos. Essa paciente continuou perdendo peso durante várias semanas, e, à medida que o emagrecimento começou a se tornar mais lento, ela também diminuiu sua ingestão de glicose.

Os motivos para esse sucesso foram bastante simples. Essa paciente tinha todo tipo de problemas de família e escapava deles consolando-se com a comida. Ela adquirira o hábito de comer muitos doces porque seu corpo sabia melhor de sua necessidade do que ela mesma. Por causa de todas as suas preocupações, ela estava utilizando energia mais depressa do que conseguia obter. Por isso, começou a devorar bolos, chocolates, biscoitos, bolachas, tudo o que contivesse açúcar, numa tentativa de recuperar a energia que gastava. No entanto, a maior parte do açúcar contido nesses alimentos não é transformado em glicose de forma suficientemente rápida para satisfazer as necessidades de energia, de modo que acaba sendo armazenado para outras ocasiões. No entanto, como sua demanda de energia era contínua, ela continuava comendo constantemente, fazendo suas reservas aumentarem cada vez mais.

Assim que a coloquei numa dieta de glicose, que seu corpo transformava instantaneamente em energia, sua necessidade de açúcar diminuiu e com isso também desapareceu o seu hábito de consolar-se por meio de comida. Ela também começou a utilizar uma parte de suas reservas de açúcar.

Nesse caso, um outro fator também entrou em cena. Conforme já disse antes, a energia pulsante ajuda a manter os músculos relaxados, diminuindo a pressão sobre o coração, além de ajudar a bombear o sangue para todas as partes do corpo. A ação de bombeamento dos músculos também ajuda os fluidos a voltarem aos rins. A glicose pode ter um efeito diurético. Em pessoas jovens com músculos fortes, um excesso de glicose pode causar constipação intestinal, mas, nas pessoas mais velhas, com fibras musculares mais fracas, aparentemente isso não acontece. Esse tecido muscular mais fraco absorve os fluidos quando a ação de bombeamento dos músculos é insuficiente para enviá-los de volta aos rins, de modo que eu não recomendaria a glicose como diurético. Porém, quando há uma necessidade evidente de uma elevada ingestão de energia, o efeito diurético por vezes pode ser notado. Quando você achar que está precisando de um diurético ou de alguma outra forma de tratamento, você deve procurar, em primeiro lugar, seu médico. Mas, pergunte a si mesmo: você eliminou totalmente o açúcar de sua dieta? E, em caso positivo, de onde está vindo sua energia?

Qual é a quantidade de glicose que eu recomendaria para tratar da tensão? De um modo geral, recomendo de quatro a cinco colheres de sobremesa por dia durante mais ou menos uma semana. Mas, logicamente, tudo depende da situação e dos motivos para a perda de energia. Se o único problema for a insônia, sugiro que você dissolva uma colher de sobremesa em água antes de ir para a cama. Muitas vezes, isso funciona tão bem quanto uma pílula para dormir. Se a pessoa se preocupa com a possibilidade de acordar no meio da noite, recomendo deixar um copo de água com uma colher de sobremesa de açúcar dissolvida nele, ao lado da cama, de modo que, se o sono for interrompido, ela precisa apenas estender a mão, tomar a água e esperar três a quatro minutos para voltar a adormecer.

Para a maioria das pessoas, recomendo que tome de quatro a cinco colheres de sobremesa por dia (ou seja, ao acordar, no meio da manhã, no meio da tarde e antes de dormir), num período de cinco a dez dias. Naturalmente, nem é preciso dizer que nenhuma dessas sugestões deve ser considerada antes de você discutir o problema com seu médico ou no caso de ter motivos para desconfiar que é diabético. Uma dieta que exclua totalmente todas as formas de açúcar acabará causando problemas. Eu sei disso porque vejo diariamente os resultados no meu consultório. Gostaria de dar mais um exemplo:

Recentemente, um jovem me procurou com fortes cólicas estomacais. Ele trabalhava como motorista de caminhão e, alguns anos antes, se submetera a uma ileostomia (remoção cirúrgica do intestino grosso) para tentar eliminar as constantes dores estomacais que sentia. Mas as dores continuaram mesmo depois da cirurgia, e os médicos o operaram outra vez, sem, no entanto, encontrar nada de errado. Dessa vez, chegaram à conclusão de que as dores eram provocadas por lesões causadas pela primeira operação. Pouco importando quais fossem os motivos, as cólicas estomacais continuavam e ele não estava conseguindo cumprir todas as suas obrigações profissionais. Isso o deixava ainda mais tenso, pois provavelmente acabaria perdendo o emprego e, considerando a situação econômica na ocasião, seria muito difícil encontrar outro trabalho.

Enquanto ele permaneceu sentado na minha frente, contando sua história, ficou cada vez mais evidente que seu único problema era a tensão, agravada pela necessidade de ficar sentado com o corpo inclinado para a frente durante grande parte do dia. Além do mais, eu desconfiava que ele almoçava sanduíches enquanto dirigia o caminhão. O remédio era muito simples. Eu lhe recomendei a glicose. Uma semana depois, ele veio para o retorno e contou que as dores tinham desaparecido. Pela primeira vez em anos, ele estava dormindo bem durante a noite toda. Também notara o desaparecimento da irritabilidade e do "pavio curto", que eram duas de suas características. Ele estava começando a gozar a vida outra vez. Uma grande parte das pessoas que me procuram não precisa de muita ajuda: algumas colheres diárias de glicose são perfeitamente suficientes para resolver seus problemas.

A recomendação da glicose pode não ser o que você espera de um agente da cura, mas por que me procurar se você precisa apenas de mais energia e é perfeitamente capaz de resolver esse problema sozinho? Como agente da cura, forneço ao paciente o meio através do qual ele mesmo pode se curar. É uma grande mentira acreditar que uma pessoa cura outra. Eu não quero que alguém se torne dependente de mim, e quanto mais depressa as pessoas começarem a sarar sem minha ajuda, melhor.

Infertilidade

Muitas, muitas doenças estão diretamente relacionadas com o campo eletromagnético — ou seja, com o fluxo de energia no corpo. Quando esse campo eletromagnético é enfraquecido devido a traumas, danos, medos ou preocupações, ocorrem as doenças. E elas aparecem através de sintomas tão variados quanto as câimbras e o câncer, as dores nas costas e a infertilidade.

Freqüentemente, pedem minha ajuda em casos de infertilidade feminina. Cada uma das mulheres se consultou antes com seu ginecologista e depois passou pela rotina de debates com consultores e visitas a clínicas especializadas. Eu costumo tratar desses problemas como sendo simples casos de cura, mas sempre pergunto sobre a tensão muscular, e câimbras, sobre a sensação de frio, dificuldades para dormir, e assim por diante — na verdade, faço todas as perguntas associadas à tensão — e quase sempre, quando pergunto sobre a dieta e o açúcar, recebo a mesma resposta. Sim, elas estão fazendo regime. Não, elas não ingerem açúcar. E eu sempre dou a mesma resposta: "Esse deve ser o seu problema — falta de energia." A explicação que dou a elas é mais ou menos a seguinte: antigamente, eu administrava fazendas e unidades de produção pecuária e, no inverno, quando precisávamos acasalar o touro com as vacas, em alguns anos havia problemas, porque as vacas não demonstravam interesse suficiente. Isto tornava difícil para o empregado responsável saber quais vacas deviam ser inseminadas artificialmente. E mesmo quando as vacas eram inseminadas, era muito provável que elas não ficassem prenhes, o que fazia com que o procedimento tivesse que ser repetido. Para o pecuarista, isso acabava sendo muito dispendioso, porque ele precisa produzir, se possível, a média de um bezerro por vaca a cada doze meses.

Esse problema costumava ocorrer mais freqüentemente nos invernos que sucediam um verão fraco, quando o número de horas ensolaradas tinha ficado muito abaixo da média. A vaca se alimenta sobretudo de capim, de uma ou outra forma, e, durante os meses de inverno, ela se alimenta do feno ceifado em maio e junho do ano anterior. Se durante o período de crescimento do capim, em abril e em maio, a quantidade de dias ensolarados ficara abaixo da média, o capim não tivera a oportunidade do converter tantos raios solares em açúcar através do processo da fotossíntese. Conseqüentemente, os níveis de açúcar no feno seriam baixos — muitas vezes vários pontos percentuais abaixo do normal. Quando ficava evidente que enfrentaríamos esse problema, comprávamos tonéis de melado e o despejávamos nos cochos de alimentação. O efeito sobre as vacas era impressionante, e os índices de concepção aumentavam de modo quase instantâneo.

Meu conselho para mulheres com problemas de infertilidade é quase sempre o mesmo. Esqueça o regime (afinal de contas, se tudo der certo, você vai acabar perdendo a cintura fina de qualquer jeito) e comece a ingerir maiores quantidades de glicose. Dificilmente a recomendação não dá certo. A cura também ajuda a corrigir baixos níveis de energia, mas tudo fica bem mais fácil quando as mulheres resolvem corrigir sozinhas seus níveis de energia. Em alguns casos, esse conselho também é válido para mulheres sujeitas a abortos espontâneos.

Já tive pacientes que me consultaram semanalmente durante todo o período da gestação por ter um histórico de abortos espontâneos. A cura foi eficiente, mas também demorada. Nos casos em que elas precisavam viajar mais de cem milhas até meu consultório, essas visitas semanais também não eram nada práticas. Atualmente, eu apenas lhes recomendo uma ingestão maior de glicose, sempre informando seus médicos a respeito. O corpo é uma máquina maravilhosa que organiza a si mesma. Se ele decidir que não existe energia suficiente no sistema para gerar um feto, ele se recusará a conceber ou provocará um aborto espontâneo. Basicamente, um feto é um conjunto de células que se dividem muito rapidamente, exigindo a prioridade nutricional antes que qualquer necessidade física da mãe possa ser satisfeita. E quando não existe energia suficiente, o corpo simplesmente elimina as células famintas, antes que elas comecem a exigir demais.

Obviamente, há outras causas de infertilidade, mas acredito que essa seja uma das principais razões e certamente vale a pena considerá-la antes das demais. A atividade de cura, no entanto, pode trazer problemas. Certa vez, uma jovem telefonou e conversou com minha mulher, querendo marcar uma consulta. Ela disse que tinha sido informada a respeito da minha capacidade de ajudar mulheres a engravidar. Queria saber se eu poderia ajudá-la. Antes de desligar o telefone, perguntou: “Será que meu marido pode estar presente? Eu gostaria que ele visse como isso é feito.” São os ossos do ofício.

4

A Rota do Vôo

Além das ocasiões de tensão, há períodos em nossa vida em que nossa energia pode ser insuficiente para suprir nossas necessidades diárias. Cada um de nós certamente, mais cedo ou mais tarde, acabará se enquadrando numa destas categorias. A primeira categoria é a infância; a segunda, a adolescência e a terceira, a velhice; três estágios da nossa "rota de vôo" pela vida. Você pode definir a velhice da maneira que julgar mais apropriada. Eu conheço pessoas que são velhas aos cinqüenta e outras que continuam jovens aos noventa.

A infância

Quando ainda somos muito jovens — na verdade, até a adolescência —, nossos cérebros não se desenvolveram totalmente e são incapazes de gerar energia suficiente para todas as nossas necessidades. A quantidade de energia exigida pelas células em fase de multiplicação é extraordinariamente elevada e não existe nenhuma maneira de um bebê conseguir toda a energia necessária a partir dos seus próprios recursos. Ele depende consideravelmente dos seus pais, principalmente da mãe, para o suprimento dessas necessidades.

Qualquer pessoa que tenha sido criada numa família com crianças pequenas sabe como elas dão trabalho. Crianças pequenas fazem exigências incríveis aos adultos que as cercam. Quanto menores são, maior é seu índice de multiplicação de células, e maior é sua necessidade de energia. Na primeira parte, expliquei como a eletricidade é um estimulante necessário para a divisão celular, e a divisão ou multiplicação das células é especialmente necessária numa criança que está crescendo rapidamente. Na verdade, todo o sistema da criança, tanto mental como físico, está funcionando numa velocidade maior do que a de qualquer adulto. Acrescente-se a isso o fato de que a alimentação dada às crianças nem sempre é a correta, com elevados níveis de energia, e se constatará facilmente que a necessidade da criança pequena por energia vital freqüentemente precisa ser satisfeita por alguma fonte exterior.

A energia extra da qual uma criança necessita lhe vem em forma da energia irradiada, que é captada a partir do campo eletromagnético dos pais. Para poder absorver essa energia, a criança precisa rapidamente formar laços com os adultos dos quais dependerá para esse fornecimento adicional. Formar laços significa "entrar em harmonia" e, estando em harmonia com um adulto, a criança automaticamente é capaz de absorver e utilizar a energia extra que é irradiada pelo campo energético dos pais. A criança pequena não precisa apenas de leite e da segurança dos pais. Seu primeiro laço instintivo com os adultos não é um laço de amor, mas sim uma necessidade egoísta da energia da vida. A criança usará essa energia para crescer e se desenvolver mais rapidamente do que ocorreria se dependesse apenas dos seus próprios recursos.

Qualquer pecuarista irá lhe dizer que um bezerro que fica com a mãe durante pelo menos um mês torna-se maior e mais forte nesse período do que outro animal que tenha sido afastado da vaca e criado com alimentação artificial. Esse fato é constatado até mesmo quando todos os outros fatores permanecem inalterados. Isso não tem nada que ver com a quantidade de leite que o bezerro recebe; tem que ver, isto sim, com aquele fator adicional X, ao qual damos vários nomes, tais como amor, carinho e ternura.

Tudo isso equivale apenas a uma coisa muito simples: um contato íntimo entre a mãe e o rebento, permitindo uma transferência de energia de um para o outro. Essa é a essência da formação de laços. Devido ao costume, nos dias de hoje, de se usar mamadeiras, e também por causa da vida agitada que muitos pais são obrigados a levar, longe de casa, muitas crianças são privadas desse relacionamento mais íntimo durante seus primeiros estágios de vida. A falta dos laços impede que as crianças entrem em harmonia com os pensamentos dos seus pais, o que se torna muito visível em fases posteriores de sua vida.

É claro que as crianças não absorvem energia unicamente dos seus pais; elas a tomam de qualquer um que esteja preparado para lhes fornecer o que precisam. Vamos supor, por exemplo, que você decida dar uma festa. Para não perturbar o bebê, você o instala na parte mais calma e distante da casa. No entanto, antes que se passe uma hora, seu filho estará chorando, tentando chamar a atenção. A energia dele foi consumida e ele não consegue mais dormir. Basta que você coloque o bebê na sala onde a festa está acontecendo, com todo barulho e agitação, para que ele adormeça em questão de minutos. E é muito provável que ele durma tranqüilamente durante a noite inteira. Isso se deve ao fato de que, numa atmosfera festiva, há uma grande abundância de energia. As pessoas estão satisfeitas, animadas, positivas, e o bebê, feito uma esponja, é capaz de absorver tudo isso.

Nunca é demais enfatizar a grande importância de um contato íntimo contínuo com os bebês. Quanto mais cedo eles formam laços e entram em harmonia com a energia dos seus pais, principalmente com as mães, tanto mais cedo eles ficarão relaxados e se integrarão ao grupo familiar. Isso é apenas outra forma da cura. Os bebês colocados em creches ou deixados aos cuidados de pessoas amigas, enquanto as mães passam o dia trabalhando fora de casa, não formam facilmente laços de harmonia com seus pais e, por esse motivo, não se tornam rapidamente verdadeiros membros da família. Eles podem crescer como elementos estranhos ao ambiente familiar, possivelmente apresentando comportamentos agressivos e inexplicáveis, ou mostrando-se distantes e mal-humorados. Isso se explica facilmente: a energia que o bebê deveria estar recebendo dos pais não está lhe sendo fornecida e, conseqüentemente, para poder sobreviver, o bebê isolado precisa se tornar rapidamente independente ou se abastecer de energia em outra fonte. A sobrevivência sem a energia dos pais numa fase tão precoce da vida faz com que a criança não entre em harmonia com eles. A criança, então, permanece solitária e independente, pois não aprendeu a funcionar como parte integrante de um grupo harmonioso.

A morte no berço

Acredito que haja uma relação entre o nível de energia de um bebê e a sua capacidade de sobrevivência. Fisicamente, um bebê pode estar muito bem, mas se, por um outro motivo, seu nível de energia cair abaixo do necessário para mantê-lo em seu corpo, ele começará a vivenciar experiências "fora do corpo". E quando o nível de energia não é rapidamente recarregado, o espírito ou a alma do bebê não é capaz de voltar ao corpo, que deixará de funcionar. Isso nada tem a ver com a maneira como o bebê é amado. Trata-se de uma forma de incapacidade.

Os bebês simplesmente não têm capacidade de gerar energia suficiente por conta própria; esse, aliás, é um dos motivos pelos quais eles raramente passam a noite inteira dormindo ininterruptamente. Eles acordam e choram para chamar a atenção e receber carinho e afagos que possam repor toda a energia que perderam. Sem energia, eles não conseguem dormir, pois o cérebro precisa continuar funcionando para gerar essa energia. Se continuamos dormindo depois que nossa energia foi totalmente consumida, saímos do nosso corpo e podemos morrer. Eu me recordo claramente que, quando criança, eu costumava brincar de sair do meu corpo; mas, depois de algum tempo, passei a me esforçar para resistir à tentação de viver essa experiência.

Relacionamento entre os pais e a criança

Todos os bebês precisam de uma íntima associação com uma pessoa adulta que cuide deles. Não com um adulto qualquer, mas com uma pessoa pela qual possam sentir amor e com a qual possam formar laços de harmonia. São muitos os adultos que sofrem de neuroses como conseqüência direta de lhes ter sido negado um relacionamento harmonioso com os pais, na sua infância.

Recentemente, tive a oportunidade de ajudar duas mulheres que sofreram a vida toda — uma delas já passou dos cinqüenta e a outra dos trinta — porque, ao nascerem, ficaram aos cuidados de outras pessoas, não de suas mães. Num dos casos, quem cuidou do bebê foi a avó e no outro, o pai. Como o pai estava desempregado e a mãe trabalhava, o mais sensato era que ele ficasse em casa, cuidando do bebê. No entanto, essas duas mulheres se transformaram em adultas neuróticas, e, durante as sessões de cura, disseram que sentiram que suas mães não as queriam.

Durante os nove meses que antecederam o nascimento, a criança se desenvolveu num corpo que era responsável por toda a eletricidade necessária para a sua força vital. A mãe também se tornou responsável pela freqüência da força eletromagnética. Repentinamente, por ocasião do parto, a criança é separada dessa energia eletromagnética. No entanto, ela precisa ser mantida em contato íntimo com essa força durante vários meses, enquanto cria e forma seus próprios processos de raciocínio.

Imagine como você se sentiria se a pessoa de quem é emocionalmente mais próxima, aquela com a qual você compartilha seu amor, o abandonasse ou morresse, sendo substituída minutos depois por alguém totalmente estranho, que entrasse em sua vida e tentasse assumir o lugar de quem você acabou de perder. Na melhor das hipóteses, você sentiria necessidade de manter certa distância. É preciso um longo período de tempo para se construir um relacionamento íntimo. Imagino que, se a pessoa com a qual você está compartilhando um profundo amor, repentinamente lhe dissesse: "De agora em diante, escolhi outra pessoa para você amar em vez de mim", você certamente ficaria horrorizado e sentindo-se rejeitado. Mas é exatamente isso o que acontece com os bebês que são adotados e cuidados por alguém que não seja sua mãe, logo depois de nascerem. As crianças de hoje, de um modo geral, são muito independentes e, conseqüentemente, também egoístas, pois precisam ser assim para sobreviverem. No entanto, acabarão tendo problemas ao longo da vida, pois não aprenderam como interagir com os outros ou como ajudá-los. Se elas não aprenderem como partilhar da energia de um grupo, elas não aprenderão a dar. O estabelecimento de laços harmoniosos também significa aprender a dar, não apenas a receber. Eu compreendo que nem todas as mães têm a sorte de poder passar todo o tempo que gostariam na companhia de seus bebês, mas desde que possam amamentá-los e acalentá-los durante os primeiros meses de vida, tudo correrá bem. É durante os primeiros meses de vida, principalmente logo depois do nascimento, que a associação íntima com a mãe é essencial.

É a sensação de rejeição que os bebês têm, bem como a perda da energia materna que causarão inseguranças mais tarde. No caso de crianças adotadas que têm relacionamentos amorosos e íntimos com seus pais adotivos, os sentimentos iniciais de rejeição, na maior parte das vezes, são rapidamente esquecidos. É essencial que a mãe ou o pai expliquem ao bebê os motivos pelos quais precisam se afastar, deixando claro quando irão voltar.

Lembro-me do caso de um homem que, logo após seu nascimento, teve de ser afastado de sua mãe durante vários dias porque ela necessitava de cuidados médicos especiais. Ele me contou que durante toda a sua vida sofreu o pavor de se separar de sua família. Ele ficava constantemente fugindo da escola para poder ficar mais tempo em casa. Anos depois, quando se casou, continuou morando perto da mãe e, quando ela morreu, seu sofrimento foi enorme. Durante uma sessão de cura, ele recordou o medo e a rejeição que sentiu no nascimento quando foi separado da mãe e ninguém lhe explicou os motivos de tudo aquilo. Esse bebê, cuja vida ainda estava sendo medida em horas e não em dias, já estava conseguindo fazer julgamentos baseados na lógica. Se, por algum motivo, você tiver de se separar do seu filho, explique-lhe os motivos. Isso o ajudará consideravelmente a aliviar sua insegurança.

Nossos pensamentos são gerados pelo cérebro para se tornarem, como excesso, um campo eletromagnético. Como a energia é um produto do cérebro, ela tem as características do raciocínio dos pais. Por esse motivo, a criança que receber energia irá desenvolver um padrão de pensamento muito semelhante ao das pessoas que lhe estão transmitindo a energia.

"Entregue-me uma criança até os sete anos de idade, e eu lhe mostrarei o adulto." Isso é o que afirma um antigo adágio dos jesuítas e é bastante fácil reconhecer a verdade inerente a ele. A criança sempre se desenvolve de acordo com os pensamentos contidos na energia com a qual é alimentada.

Crianças hiperativas

Já tratei de crianças hiperativas, incapazes de ficar quietas, que precisavam estar em atividade o tempo todo e, quase sempre, elas acabaram adormecendo nos meus braços. Tenho certeza de que, no caso de algumas dessas crianças, o problema estava no fato de não terem criado laços harmoniosos com seus pais, sendo conseqüentemente incapazes de absorver a energia extra irradiada por eles. Seus cérebros precisam então funcionar a todo o vapor para garantir que gerem e produzam a maior quantidade possível de energia. Apesar de seus sintomas indicarem um excesso de energia, tenho certeza de que, se fosse possível medir os campos bioelétricos, constataríamos que essas crianças têm baixos níveis de energia e não altos; aliás, acredito que esse seja o principal motivo pelo qual dormem com tanta facilidade quando estão nos meus braços. As crianças inquietas e com propensão para o choro sempre se acalmam na minha presença; até mesmo as dores naturais provocadas pelo nascimento dos dentes parecem se tornar menos intensas quando estou por perto. Acredito que isso ocorra porque transmito ao sistema delas uma carga adicional de energia bioelétrica, capaz de eliminar a necessidade de chorar ou de atrair a atenção. É claro que nem todos os problemas das crianças são causados por quantidades insuficientes de energia, mas elas geralmente reagem bem à cura. É possível também que essa seja a explicação para o fato de que aqui na Inglaterra, onde os dias de sol não são muito numerosos, as crianças com elevados níveis de energia tenham uma necessidade tão grande de comer doces ou açúcar de alguma outra forma.

Problemas cardíacos

Os bebês sempre são os pacientes mais fáceis de ser tratados. Confiam inteiramente nos outros, são totalmente dependentes da transferência de energia, e todo o seu sistema de preservação da vida traz em si uma única ambição: continuar vivendo. Uma das crianças mais novas que já tive a oportunidade de tratar tinha apenas sete semanas de idade. Esse bebê tinha um problema cardíaco e pulmonar. Por algum motivo, o sangue não chegava aos pulmões em quantidades suficientes, e, com o passar das semanas, à medida que sua necessidade de oxigênio aumentava, suas forças vitais iam se tornando cada vez mais escassas.

Quando essa criança veio pela primeira vez ao meu consultório, crescera muito pouco, estava fraca e apresentava uma cor horrível. Eu a segurei nos braços durante uns vinte minutos, uma vez por semana durante quatro semanas. Quando ela completou onze semanas de vida, sua aparência estava totalmente mudada. De início, os médicos tinham lhe dado uma expectativa de vida de, no máximo, uma treze semanas. Depois das quatro primeiras visitas, não houve necessidade de continuarmos com o tratamento, mas tive a oportunidade de encontrar sua avó cerca de um ano e meio depois em uma de minhas palestras. Ela me procurou no fim da noite para me contar que seu neto era um garoto forte e saudável.

A adolescência

Os estudantes muitas vezes vivem num estado de tensão contínua, principalmente aqueles que estão morando longe de seus lares pela primeira vez. Eles têm plena consciência de que muito se espera deles. As pressões exercidas pelos amigos e pelos familiares são tão grandes que muitas vezes esses jovens mergulham num estado de ansiedade mesmo antes de partirem. Infelizmente, muitos jovens que saem de casa para iniciar seus estudos mais avançados ou para freqüentar universidades foram mal-preparados para essa tarefa. É pouco provável que tenham recebido instruções acerca do que é ser independente ou das melhores maneiras de se manter assim. Até saírem de casa, geralmente pouco antes de completarem vinte anos, esses jovens adultos receberam regularmente energia do ambiente familiar. Poucas exigências lhes eram feitas e eles podiam facilmente manter um forte campo bioelétrico. Depois, repentinamente, eles se vêem longe da atmosfera protetora e harmoniosa do lar, com toda sua força e sua energia. Pior ainda, eles descobrem que estão num ambiente hostil. Não há mais uma energia protetora envolvendo-os; eles estão totalmente sozinhos, responsáveis pela atração ou criação da energia da qual necessitam. A tensão também é maior do que em qualquer momento anterior de sua vida, e por isso seu consumo de energia aumenta de maneira considerável.

E como se isso não bastasse, eles se unem a outros jovens que também estão tentando se adaptar a uma nova situação. Nessa ocasião, sentem-se atraídos por aqueles cuja freqüência de pensamentos é semelhante a deles. Isso faz com que os jovens positivos, fortes e independentes formem um grupo, e os negativos, fracos e dependentes se reúnam em outros grupos. Os estudantes maduros e independentes conseguem se incentivar mutuamente, mas o que acontece com os outros, que são mais negativos e/ou mais fracos? Esse grupo necessita de muito mais energia do que consegue gerar. Se esses jovens não aprenderem rapidamente a ser positivos e independentes, os outros, ou seja, os estudantes mais fortes, passarão a evitá-los.

Isso faz parte de um instinto muito básico. É possível observar suas manifestações em qualquer *playground*, entre crianças de todas as faixas etárias. Na natureza, os animais que vivem em grupos partilham a energia que têm, sendo que o indivíduo com mais energia geralmente se torna o líder do grupo. Isso é perfeitamente natural, pois é por ele que os demais se sentem atraídos. É exatamente o que costumamos chamar de carisma: uma energia a mais.

Se um do grupo fica doente ou enfraquece, ele passa a exigir mais dos companheiros. Caso os outros permitam que permaneça entre eles, ele acabará por enfraquecer todo o grupo, colocando-o assim em perigo. Por isso, se por motivo de idade ou de doença, o nível de energia de um indivíduo do grupo cai a um nível em que começa a afetar os demais, estes o expulsam forçando-o a sobreviver sozinho ou a morrer.

As atitudes das crianças num *playground* são muito semelhantes a isso. Sempre é o mais fraco que se torna alvo das agressões dos demais. Os que têm mais energia geralmente são os mais populares porque conseguem atrair os outros para si. O principal problema, no caso do *playground*, é que os mais fracos só podem ser forçados a recuar até a cerca, mas nas intensas situações de grupo, esse afastamento não é suficiente para permitir que saiam do campo de sensibilidade das outras crianças. Eu já vi vacas doentes dentro de um rebanho sendo tratadas cruelmente pelos outros animais por serem incapazes de se retirar para o outro lado da cerca que limita as pastagens. A única maneira de salvá-las é trazê-las para dentro de um cercado, onde possam ficar afastadas do resto do rebanho até recuperarem suas forças.

Para fortalecer crianças desse tipo, você deve levá-las a um agente da cura que seja capaz de elevar seus níveis de energia e de aumentar sua autoconfiança. A terapia da cura exerce um efeito surpreendente sobre crianças destituídas de autoconfiança. Depois de algumas sessões com um agente da cura que tenha experiência em aconselhamento, uma criança tímida, que é freqüentemente agredida pelas demais, se torna positiva e confiante e, o mais importante, passa a ser aceita pelo grupo.

Depressão

Com o passar dos meses, o estudante mais fraco vai-se tornando cada vez mais negativo, e os estudos se transformam num pesadelo, pois seu cérebro não dispõe de energia necessária para compreender, armazenar ou lembrar das informações. Sem essas capacidades, o processo de tomada de decisões se torna quase impossível, e a depressão começa a se instalar. A depressão é um estado de energia tão baixo, que o esforço necessário para elevá-la é grande demais para ser realizado sem ajuda externa. Quando isso acontece, o jovem pode apelar para drogas ou para bebidas alcoólicas, que lhe fornecerão doses passageiras de energia, mas que infelizmente também causam o vício e a dependência. Nesse caso, o jovem estudante pode mergulhar em depressão profunda, chegando às vezes até a acalentar idéias suicidas.

Eu sei que esses são casos extremos, mas verdade é que muitos estudantes passam perto desse tipo de perigo em algum momento de sua vida universitária. E não são apenas os estudantes que passam por esse verdadeiro inferno. As salas cirúrgicas estão sempre repletas de pessoas cujos níveis de energia caíram abaixo de um mínimo satisfatório. Muitas pessoas que necessitam de auxílio médico não teriam chegado a esse ponto se tivessem sido capazes de reconhecer os sintomas da tensão em seus primeiros estágios, antes de ela começar a produzir sintomas físicos. Se essas pessoas tivessem percebido o que estava acontecendo e se tivessem procurado um bom agente da cura para algumas sessões de tratamento, apenas para recarregar suas baterias, poderiam ter conservado sua saúde. E, com quase toda a certeza, teriam se beneficiado com um aumento na ingestão de glicose.

A velhice

Outro período em que nossa energia provavelmente estará abaixo do que necessitamos para uma vida ativa é durante nossos últimos anos. Sabemos que, quando o cérebro envelhece, ele perde células que não são substituídas. Isso significa que nosso gerador se torna menos eficiente, pouco importando quão bom, positivo e saudável possa estar nosso corpo. À medida que envelhecemos, notamos cada vez mais os sintomas da tensão se instalando em nós. Temos dificuldade para dormir, ou apenas dormimos durante curtos períodos e cochilamos durante o dia, quando outras pessoas estão por perto. Nossos músculos se enrijecem e temos problemas nas articulações, o que torna difícil uma simples caminhada, ou até mesmo permanecer com o corpo ereto. Qualquer forma de exercício se torna cada vez mais difícil à medida que envelhecemos. E também sentimos mais frio, uma vez que os níveis de energia ficam mais baixos.

As circunstâncias que vivemos no decorrer de nossa vida criam as condições das quais saímos como velhos ou como jovens. Um grupo de pessoas idosas que vivem juntas tenderão a ter suas energias individuais reduzidas a um mesmo nível. Qualquer pessoa com um nível maior de energia e de vitalidade que vá morar num asilo de velhos logo será reduzido ao mesmo nível de energia dos demais habitantes do local. Isso ocorre porque todos os demais residentes, involuntariamente e sem saber disso, tentarão aumentar a própria energia, absorvendo a de quem tem mais, e fazendo com que a energia de todos se equilibre numa média comum a todos. A meu ver, as pessoas que cuidam de idosos, principalmente em casas de repouso, deveriam ter suas horas de trabalho limitadas por lei, para garantir sua proteção. Essas pessoas também deveriam receber salários muito melhores pelo excelente trabalho que desenvolvem (um trabalho que os demais não estão dispostos a fazer, o que explica a grande procura por esses estabelecimentos para idosos). Acredito que elas poderiam trabalhar num ambiente muito mais feliz, que beneficiasse a todos, se essas condições fossem impostas e adotadas. E todos acabaríamos ganhando com isso, porque algum dia muitos de nós poderemos ser obrigados a recorrer aos serviços dessas casas de repouso.

Os relacionamentos

Conforme já expliquei, nossa bioeletricidade, ou seja, nossa energia, pode ser transmitida entre as pessoas, e é justamente aí que tem início o processo de se livrar alguém da depressão, mesmo quando o problema tem uma origem emocional ou espiritual. Não podemos superar um problema emocional ou espiritual a não ser que nossos níveis de energia sejam suficientes para reduzir a tensão a esse problema.

Vamos tomar como exemplo o caso de uma jovem que esteja cuidando de seus pais já idosos, principalmente no caso de um ou de ambos serem negativos em suas atitudes. Como sabemos, as atitudes negativas causam dificuldades intermináveis para quem as adota e também para os que cuidam dessas pessoas. As pessoas negativas sempre absorvem muita energia dos outros. Além de incapazes de criar quantidades suficientes para eles mesmos, eles literalmente a sugam dos que os cercam. Se você alguma vez já esteve em companhia de alguém que faz isso, você sabe do que eu estou falando.

Já vi casos em que o pai ou a mãe de mais idade se apossou praticamente de toda a vida e de todo o espírito de um filho jovem que cuidava deles. Lembro-me principalmente de um caso em que uma jovem começou a visitar regularmente a mãe, logo após a morte do pai, para lhe fazer companhia e para ajudá-la nos afazeres domésticos. A mãe, no entanto, esperava receber energia em quantidades iguais às que recebia antes do falecido marido, e por isso começou a exigir mais e mais da filha, até que esta percebeu que estava passando todo o seu tempo na casa da mãe. A moça foi ficando cada vez mais exaurida e esgotada. Mas nem isso foi suficiente para a mãe, que passou a insistir para que a filha viesse morar com ela.

Como a filha não dispunha de muita energia extra, ela não teve a força necessária para se opor à idéia da mãe. A jovem se tornou praticamente uma escrava da mãe, sem que as duas percebessem o que realmente estava acontecendo. A saúde da mãe continuava perfeita e ela não compreendia por que a filha estava sempre tão cansada. Quando a mãe morreu, muitos anos depois, a filha havia se transformado numa velha senhora, apesar de ainda ser, cronologicamente, jovem. Sua energia fora absorvida durante tanto tempo, que ela ultrapassara o ponto em que ainda teria sido possível uma recuperação. Casos como esse eu encontro com bastante freqüência; a energia de uma pessoa complementa a energia de outra a tal ponto que a dependência se torna total e a doação, uma ameaça à própria vida.

Num casamento normal, os parceiros passam a depender um do outro para seu suprimento de energia, o que significa que seus campos eletromagnéticos se combinam de maneira a ocorrer um intercâmbio de energia. Essa dependência ultrapassa em muito as necessidades práticas atingindo profundos níveis emocionais. Essa é uma situação maravilhosa e muito desejada em qualquer casamento, mas quando os parceiros se tornam tão íntimos a ponto de perderem a independência, a dor e o sentimento de perda que vivenciam quando o outro morre podem ser excessivos. Esse sofrimento pode ser comparado aos sintomas que uma pessoa apresenta ao se submeter a um tratamento para se livrar do vício das drogas. A dor sempre é pior em casos de total dependência emocional, e não chega a ser muito melhor quando essa dependência é mútua.

O problema começa no momento em que um dos parceiros vai embora ou morre, reduzindo, no mínimo pela metade, o campo bioelétrico do casal. Até mesmo uma pessoa moribunda gera e irradia um campo, por mais fraco que seja, e nunca percebemos a que ponto nos tornamos parte do outro até que ele não esteja mais presente. A perda dessa energia é que torna a dor muito pior e ela pode se transformar numa depressão que, infelizmente, muitas vezes perdura por muito tempo. Quando o nível de energia de uma pessoa está baixo, ela realmente tem dificuldades para recarregar suas baterias sozinha. A situação é idêntica à de um carro novo com a bateria descarregada; apesar de mecanicamente perfeito, ele não consegue funcionar a não ser que seja conectado a uma outra bateria que lhe transfira a energia necessária.

A terapia de cura é realmente maravilhosa nesses casos e uma sessão de apenas meia hora é capaz de fazer verdadeiros milagres. Só é necessário que o agente da cura transmita amor suficiente para revitalizar cada uma das milhões de células que formam o corpo. As pessoas que passaram uma vida inteira sozinhas geralmente não enfrentam esse tipo de problema quando precisam se adaptar a mudanças. O companheirismo de qualquer espécie fornece muito mais do que apenas interesses em comum; ele fornece vida na forma de campos energéticos compartilhados.

Eu acredito que, quando se perde uma pessoa amada, perde-se também o benefício do toque humano. Ser tocado ou abraçado por outra pessoa é uma coisa maravilhosa e necessária porque libera as emoções acumuladas da dor, da tensão ou da depressão. Ao mesmo tempo, permite que a pessoa receba energia em forma de amor, substituindo essas emoções negativas. Porém freqüentemente é necessário que haja um toque direto para se conseguir isso. Um dos maiores problemas da nossa sociedade reside no fato de que muitas vezes ficamos embaraçados diante da possibilidade de abraçar um amigo que esteja sofrendo ou sentindo muita solidão. Essa é uma constatação muito triste porque uma das coisas que as pessoas solitárias e sofredoras mais necessitam é o toque positivo e amoroso de outro ser humano. E é uma coisa tão fácil de ser feita.

Às vezes, entramos em depressão quando nos afastamos de amigos, de um local de trabalho com o qual estamos familiarizados ou de alguma outra situação em que utilizávamos energia não originada por nós mesmos. Tomemos, por exemplo, o caso de um homem de 65 anos. Até o dia de sua aposentadoria, ele tinha seus dias totalmente preenchidos, trabalhando com um grupo de colegas. A atividade mental que envolve o raciocínio gera quantidades consideráveis de bioeletricidade. No entanto, devido à idade, é provável que esse homem exista mais em função do campo eletromagnético produzido pelos seus colegas de trabalho. Uma vez aposentado e longe dos seus amigos e da atividade inerente ao local de trabalho, ele se vê desligado do suprimento de energia que o abastecia. Ele já não pode recarregar suas baterias com a energia produzida pelos colegas.

Sua mulher, por outro lado, que provavelmente estava acostumada a ficar mais tempo sozinha e, por esse motivo, desenvolveu uma independência maior, não é afetada pela mudança a não ser que perceba que o marido está absorvendo grande parte das emoções dela. Quanto tempo ela irá tolerar essa situação ou levará para se adaptar a ela evidentemente depende muito do tipo de relacionamento entre eles. Se a relação for boa, ambos conseguirão se adaptar à nova situação. Mas se eles não tiverem uma intimidade muito grande, e se não houver no relacionamento atividades de lazer, é provável que esse relacionamento se enfraqueça e se deteriore cada vez mais. Isso pode não ser uma depressão propriamente dita, mas certamente é uma faceta dela.

As pessoas que sempre trabalharam em equipe, numa fábrica ou num escritório, são mais dependentes das outras e de um estilo de vida comunitário do que pessoas do campo, que dependem mais da natureza, e não necessariamente de outras pessoas, para se abastecerem com força vital. A natureza está sempre repleta de energia; cada planta, cada arbusto, cada árvore tem seu campo bioelétrico. Aqueles que têm a oportunidade de passar a maior parte de sua vida em contato com a natureza e sua maravilhosa força vital raramente sofrem com os problemas de tensão, decorrentes da vida nas grandes cidades. O campo bioelétrico é o fator X que faz com que a vida valha a pena ser vivida e até mesmo seja possível. E quanto maior ele é, maior é a nossa capacidade de pensar e de agir como uma pessoa independente. Mas quando nossa energia diminui, passamos a ter controle cada vez menor sobre nossos pensamentos e ações.

Quando a aposentadoria está se aproximando, não é muito sensato mudar-se de um bairro ao qual você já está acostumado. Você já se tornou dependente da energia existente nesse ambiente e está ligado a ela. Uma mudança para outro ambiente totalmente novo causará problemas de ajuste em relação aos novos campos bioelétricos com os quais você, talvez, ainda não seja capaz de entrar em harmonia. Além disso, o tipo de energia disponível pode ser completamente inapropriado para as suas necessidades particulares. As pessoas que estão em harmonia com as forças vitais de uma cidade geralmente não conseguem entrar em harmonia com as forças vitais do campo, principalmente quando esperam até a aposentadoria para fazerem essa importante mudança. Por isso, quando essas mudanças são feitas em estágios avançados de suas vidas, as pessoas muitas vezes enfraquecem e acabam morrendo em questão de meses.

A solidão é um tipo de depressão, um desejo de compartilhar a vida com alguém capaz de suprir sua necessidade de energia. Pessoas com esse tipo de problema podem ser afetadas positivamente pelas sessões de curas, mas infelizmente esse tipo de tratamento muitas vezes acaba tornando-as dependentes do agente da cura. A finalidade da cura é sempre promover a independência, nunca a dependência. No entanto, ela é excelente como ajuda a curto prazo, pois dá aos solitários uma carga extra de energia, para que assim possam iniciar uma nova vida. Conforme já disse antes, a depressão física é uma falta quase total de energia, por vezes provocada por um choque (que esgota o sistema de uma pessoa de modo excessivamente rápido) ou por alguma doença que absorva quantidades excessivas de energia. As pessoas que sofrem desses problemas precisam da atenção pessoal de amigos positivos para poder restaurar seus níveis de energia e assim voltar a ser independentes outra vez. Todos nós somos agentes da cura em algum momento de nossa vida, principalmente quando colocamos nosso tempo e nossa atenção à disposição dos outros.

PARTE II

O Piloto Automático

A Cura da Mente e das Emoções

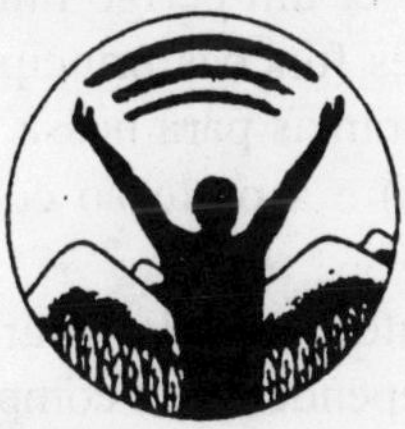

As emoções são produto do computador subconsciente, que está sempre em atividade, até mesmo quando dormimos. Sempre que necessário, ele assume o comando sobre o raciocínio lógico para proteger o corpo do que ele acredita ser um perigo iminente.

O computador tem três funções principais: a manutenção e os reparos, a produção de programas para nossa vida diária (ou seja, aquilo que chamamos de hábitos) e a proteção com relação aos perigos que ele percebe.

Os trabalhos de manutenção e de reparos têm início no momento em que o feto se torna independente do computador materno. Os hábitos são adquiridos a partir de atividades variadas que, quando repetidas, se tornam programas que podemos usar, sem a necessidade de reaprendê-las, como por exemplo andar de bicicleta. A proteção é algo que se aprende a partir de situações de emoções fortes, tais como medo ou choque. Nesta parte do livro veremos como compreender as mensagens codificadas que nosso computador usa para nos proteger do que ele considera um perigo iminente. A não ser que consigamos interpretar as mensagens do nosso computador com sendo sintomas, provavelmente passaremos a tratar a mensagem de alerta subconsciente como se ela fosse uma doença.

5

O Computador

Cada vez mais pessoas estão se afastando da medicina ortodoxa e optando pelas novas terapias alternativas ou complementares. Acredito que um dos principais motivos disso seja o fato de que os médicos acham mais fácil tratar os sintomas das doenças do que procurar suas causas mais profundas. E na maior parte das vezes, não é possível encontrar a causa nos sintomas físicos.

O subconsciente

Quase todos os problemas de saúde têm uma origem subconsciente. Em outras palavras, num nível subconsciente, provocamos doenças psicossomáticas em nós mesmos com a finalidade de chamarmos a atenção, ou então para superar ou evitar algum tipo de trauma emocional.

Obviamente, isso não ocorre de uma maneira deliberada. Na verdade, a pessoa que sofre jamais se conscientiza de que é a causa direta dos seus próprios sofrimentos.

Eu prefiro usar o termo "psicossomático" e não "psicológico", pois as pessoas acham que este último se refere apenas ao que se cria deliberadamente, o que é uma grande bobagem. Aqueles que sofrem de distúrbios psicossomáticos não têm mais consciência do que está causando seu problema do que as pessoas que os cercam. A dor ou o mal-estar que sentem é muito real, mas é altamente improvável que um médico seja capaz de diagnosticar um problema psicossomático, a não ser que tenha informações acerca da família do paciente e que possa dispor de mais do que apenas cinco minutos para ouvir os problemas de quem o procura e mesmo nesses casos, uma considerável dose de intuição é imprescindível. Uma coisa é absolutamente inegável: provavelmente nenhuma pílula, nenhuma droga, conseguiria efetuar a cura, e, se conseguir, há grande probabilidade de que o subconsciente suplante a cura ou crie outras doenças. Nessas condições, o tratamento dos sintomas é uma pura perda de tempo. O que precisa ser tratado é a causa e, por esse motivo, a terapia à base de drogas geralmente não tem muita eficiência.

Se o subconsciente tiver motivos para acreditar que o corpo, de alguma maneira, está sendo ameaçado, ele passará a manifestar sintomas de doenças para colocar a consciência lógica a par das suas preocupações. Isso é feito de tal modo que aqueles junto aos quais o subconsciente procura ajuda ou segurança se conscientizem de suas necessidades. O subconsciente consegue obter essa ajuda modificando as substâncias do corpo, sua freqüência elétrica ou sua fisiologia, de maneira a produzir um sintoma capaz de chamar a atenção. Alguns afirmam que é ridículo supor que o subconsciente seja capaz de fazer uma célula se tornar algo diferente do que seu próprio código DNA a instruiu para ser. No entanto, é exatamente isso que o subconsciente, ou o espírito que o controla, consegue fazer. Se você duvida disso, basta observar como o caráter de uma pessoa pode modificar as suas características físicas.

Outra forma de acabar com as dúvidas é perguntando a si mesmo o que acontece no local de um ferimento. Digamos, por exemplo, que um músculo sofra alguma lesão num acidente, que seja dilacerado, mutilado e parcialmente arrancado. Imediatamente, o corpo começa a trabalhar para estancar a hemorragia. Em seguida, ele descarta o tecido morto ou sem utilidade. E continua produzindo um programa completo de engenharia celular, incluindo a fabricação de células musculares, de células de artérias ou de veias, de células epidérmicas e de vários outros tipos, até que o ferimento sare completamente. Como é que o corpo sabe que tipo de célula é necessário no local do ferimento, e em que seqüência? Como é que ele sabe como aumentar a produção de células na seqüência correta, exatamente naquele ponto, e como transformar algumas delas em células especializadas como as dos músculos e outras, em células formadoras de vasos sanguíneos?

Se o subconsciente é capaz de reprogramar um sistema completo de produção durante um período específico para criar um determinado efeito numa área local, ele não deve encontrar muita dificuldade em produzir uma célula não-especializada com a finalidade de produzir outro efeito, aquilo que chamamos de câncer. Ele também não terá dificuldades em produzir uma esclerose múltipla ou toda uma série de outros sintomas físicos. Ele tem o poder de modificar o código do DNA de qualquer célula, se considerar que isso é necessário para atingir suas metas. O problema está no fato de o subconsciente decidir por conta própria o que é bom e o que é ruim para o corpo pelo qual é responsável, e freqüentemente ele passa por cima dos desejos do espírito que, supostamente, deveria estar controlando-o.

A cura espiritual atinge diretamente o espírito a fim de lhe dar a força necessária para combater o arrogante subconsciente. Esse subconsciente tem controle total sobre nossa saúde e sobre nossas emoções, a não ser que seja controlado. Somente ele decide o que é bom e o que não é bom para nós. Só ele decide quando o corpo necessita de repouso e quando não necessita. Exija demais do corpo e o subconsciente manifestará os sintomas de tensão como uma espécie de primeiro alerta. E se você estiver enfrentando uma dificuldade, o subconsciente com toda a certeza irá tentar encontrar um meio de tirá-lo dessa situação. Caso você deparar outra vez com uma situação que, no passado, lhe causou traumas, o subconsciente enviará sinais de alerta para que você seja cauteloso. E se a mesma situação surgir mais uma vez, ele manifestará uma série de sintomas, como a fobia ou o pânico.

Os médicos, que têm à sua disposição um arsenal de medicamentos químicos, acham que é relativamente simples receitar um tratamento à base de drogas, capaz de diminuir os sintomas. Mas a supressão dos sintomas não cura o problema. E enquanto a causa continuar, o subconsciente continuará produzindo sintomas.

Simplesmente não basta dizer a um paciente que os sintomas que ele apresenta são devidos ao câncer ou à esclerose múltipla ou à artrite. Fazer isso é pura bobagem. Os sintomas não são causados pela esclerose múltipla. A esclerose múltipla não passa de um termo médico sofisticado para descrever um conjunto de sintomas. Portanto, a única coisa que o médico faz quando lhe diz que seus sintomas são causados por esta ou aquela doença é fornecer um nome para esses sintomas. Ele nem encontrou e nem identificou a verdadeira causa.

É como dizer que o câncer é causado por uma célula maligna. Não é verdade. Câncer é o nome dado a uma célula maligna. Mas não é a causa, é um sintoma. Pergunte ao seu médico o que levou a célula a se tornar maligna e ele poderá lhe responder que foi "uma mudança química no corpo". Mas essa também não é a causa, de modo que você deveria repetir a pergunta. Então ele poderá responder "um choque"; nesse caso, ele já estará se aproximando mais da verdade, mas mesmo assim ainda não chegou à causa. É extremamente raro que os médicos identifiquem a causa; eles apenas se limitam a encontrar cada vez mais sintomas. Entretanto, a não ser que a causa dos sintomas possa ser identificada, os sintomas voltarão a se manifestar, ou sob outra forma, caso tenham sido tratados com uma terapia de drogas para mascará-los ou eliminá-los. Isso é particularmente verdadeiro quando a causa é de fundo emocional.

É bom deixarmos isso bem claro, pois a compreensão desse ponto é essencial para que a cura possa ser bem-sucedida. Não é o câncer que mata, mas sim a causa do câncer. Não é a artrite que causa inchaços dolorosos nas articulações. Artrite é o nome dado aos sintomas de articulações inchadas e dolorosas. Para derrotá-la, é preciso que você saiba o que causou o surgimento dos sintomas. Se você realmente quiser confundir seu médico, pergunte a ele o que causou o inchaço. Depois, pergunte-lhe o que causou isto e aquilo, e assim por diante. Você nunca chegará a uma causa, mas apenas a uma seqüência de sintomas. Para sermos justos com os médicos, é preciso ressaltar que apenas raramente eles sabem detalhes suficientes a respeito da vida dos pacientes para poder pelo menos dar palpites quanto às causas.

Vamos examinar um exemplo. Um jovem chamado Tom, de catorze anos de idade, veio com sua mãe para ver se eu poderia ajudá-lo com relação a uma doença que os médicos chamavam de Osteo Chondritis Dirsecans. Ou seja, o sangue, por algum motivo desconhecido, não estava fluindo como deveria para os seus joelhos, impedindo assim o crescimento das rótulas. Na verdade, elas estavam começando a ficar extremamente frágeis e quebradiças. Foi assim que sua mãe me descreveu o problema. O garoto tinha visitado um especialista uma semana antes e fora informado de que nada poderia ser feito, pois seu problema não podia ser considerado uma doença. Na opinião do médico, quando terminasse sua fase de crescimento, talvez o problema desaparecesse.

Tom sentia muitas dores e não conseguia estender as pernas. Obviamente, todas as formas de esportes estavam fora de cogitação. Eu o coloquei sentado na minha frente e segurei-lhe os tornozelos para entrar em harmonia com a energia dele. Eu costumo fazer isso para "sintonizar" os pensamentos subconscientes da pessoa. Foram necessários apenas alguns minutos para compreender a causa do problema. Tom era um daqueles rapazes talentosos, que são esportistas natos. Apresentava excelentes desempenhos na natação, no futebol, no atletismo, na ginástica, no golfe e, suponho, em todas as outras modalidades a que resolvesse se dedicar. Desde muito garoto, ele decidira que sua carreira profissional seria no mundo dos esportes. Ele planejava freqüentar a universidade e se formar em educação física. Por isso, eu lhe perguntei o que queria ser quando adulto. Essa pode parecer uma pergunta tola, mas causou o efeito desejado. Ele não respondeu. Voltei a fazer a pergunta. Ele continuou calado. Depois, eu lhe perguntei o que desejava fazer ***agora***, e imediatamente ele respondeu: "Engenharia."

Então expliquei a Tom que dentro de cada um de nós existe um mestre-controlador chamado subconsciente. Esse controlador é o total responsável pela nossa saúde, tanto mental como física, e sempre colocará nosso contentamento — o que ele julga ser melhor para nosso contentamento — em primeiro lugar. Esse controlador é responsável pelos batimentos do coração, pelo bombeamento dos pulmões e pelo transporte do oxigênio através do sangue para as várias partes do corpo; controla nosso sistema circulatório e o número de glóbulos brancos e vermelhos. É ele que envia os glóbulos brancos para lutar ou defender as partes do corpo que estejam sendo atacadas por doenças. É responsável pelos reparos e pelos trabalhos de manutenção em todas as áreas do nosso corpo, desde o índice de crescimento dos nossos cabelos até a absorção dos elementos nutritivos presentes nos alimentos que comemos.

Esse mesmo controlador é responsável pelo equilíbrio químico do nosso corpo, pela escolha do que vemos e do que não vemos, até mesmo pelos sons que ouvimos e pelo que não percebemos. Na verdade, se eu fosse fazer uma lista de todas as responsabilidades do nosso controlador subconsciente, nem mesmo em 24 horas eu conseguiria mencionar tudo o que ele faz em apenas um milésimo de segundo. Esse impressionante organizador da nossa vida é totalmente dedicado ao nosso bem-estar e à nossa satisfação.

Quando Tom mudou de idéia, como acontece com pessoas muito jovens, e começou a achar que não queria mais se dedicar profissionalmente ao esporte, não deveria ter ocorrido nenhum tipo de dificuldade. Mas quando se tem talento e todos esperam muito de você, é difícil desagradar as pessoas, principalmente se você for sensível e não quiser causar desapontamentos. Seus pais tinham gasto muito tempo e energia ajudando-o a atingir o que antes era sua ambição, com cursos, viagens para eventos especiais e assim por diante. Seu professor de ginástica na escola também abrira mão dos seus fins de semanas e noites livres para poder treiná-lo melhor. Tantas pessoas tinham feito tanto para ajudar Tom a atingir seus objetivos que, quando mudou de idéia, ele simplesmente não sabia como lhes dizer isso. Foi aí que seu subconsciente assumiu o controle da situação. Reconhecendo o dilema do rapaz, seu subconsciente decidiu diminuir o suprimento de sangue para os joelhos, sabendo muito bem qual seria o resultado disso. Não demorou muito para que Tom passasse a sentir dores fortes, que o impediam de participar de qualquer atividade esportiva.

Depois de ter explicado tudo isto a Tom, eu segurei seus tornozelos e mantive as pernas dele retas na sua frente. A dor praticamente desaparecera e as pernas estavam quase totalmente retas. Sua mãe ficou espantada. Em menos de meia hora, seu filho voltara a uma postura quase normal. Obviamente, ainda levaria algum tempo para que seus joelhos sarassem, mas o problema principal estava curado. Por quê? Simplesmente porque o controlador subconsciente do garoto estava a par de que agora sua mãe já sabia da mudança nos seus objetivos, e não haveria mais necessidade de causar um mal funcionamento nos joelhos. Uma visita ao especialista três semanas depois confirmou que os joelhos de Tom estavam se recuperando rapidamente, e que não seria necessário qualquer outro tratamento.

Esclerose múltipla

Uma das enfermidades pelas quais eu sempre tive grande simpatia é a esclerose múltipla (EM). No passado, tive oportunidade de tratar muitas pessoas com EM e desperdicei o meu tempo e o tempo dos pacientes, simplesmente por não ter identificado a causa mais profunda dos sintomas apresentados. Não consegui curar um único caso de EM, apesar de poder me vangloriar de ter ajudado muitas pessoas, até que comecei a observar com mais atenção o espírito dos pacientes.

Nas pessoas em que a EM se manifestara há pouco tempo, consegui alguns resultados impressionantes, principalmente nos casos em que o subconsciente estava apenas copiando os sintomas da EM verdadeira. O que quero dizer é que o subconsciente parece necessitar de um modelo que lhe sirva de base para seus sintomas. Se nunca tivesse existido uma EM original, uma doença, então o subconsciente não teria nada que pudesse ser usado como modelo. O problema, tanto para os pacientes como para os médicos, está em reconhecer o que foi produzido pelo subconsciente e o que originou a doença, pois, do ponto de vista físico, não há nenhuma diferença. O subconsciente pode criar uma réplica perfeita do problema verdadeiro.

Não acredito que alguém seja capaz de dizer com exatidão quantos casos de EM se devem à doença e quantos tiveram sua origem em traumas. No entanto, quanto a uma coisa não resta a menos dúvida: os efeitos de um problema produzido pelo subconsciente, neste caso a EM, acabarão produzindo exatamente os mesmos sintomas físicos. Até mesmo o subconsciente acaba por perder o controle sobre o problema que criou, de tal modo que ele não poderá mais ser distinguido da doença verdadeira. Se a pessoa não receber tratamento adequado, com o tempo os danos se tornam permanentes e o problema acaba se tornando irreversível.

O subconsciente pode causar — e causa — danos irreparáveis ao corpo, do qual, supõe-se, ele está cuidando. E para que ele seja persuadido a interromper sua influência prejudicial, é preciso investigar junto ao espírito por que motivo está agindo dessa maneira. Não, eu não estou dizendo que as pessoas que sofrem de EM estejam causando de modo deliberado e consciente seus próprios sofrimentos ou simulando deficiências. O subconsciente está entrando em ação da única maneira que sabe fazê-lo: produzindo uma reação para proteger ou satisfazer uma necessidade emocional. E a ação escolhida por esse guardião de nossas emoções é algo que está relativamente fora do nosso controle.

Como é que se diz a uma pessoa que não consegue caminhar sem ajuda, e cujo diagnóstico de EM foi feito há dez anos, que ela não precisaria ter nenhum desses sintomas, se tivesse optado por não tê-los? É óbvio que isso precisa ser dito com muito cuidado, e eu nunca tentaria fazê-lo sem conhecer muito bem os pensamentos e as atitudes dos meus pacientes. Novamente, é nessa hora que ser um agente da cura pode ajudar.

Nem sempre vejo ou ouço a pessoa física que está na minha frente, pois às vezes sinto a necessidade de atentar para o espírito ou para as emoções da pessoa. Já cheguei à conclusão de que o tratamento, para ser mais eficiente, precisa vir acompanhado de grande empatia com relação ao paciente e às suas necessidades emocionais. Já tive pacientes cuja única barreira à recuperação era a responsabilidade que teriam de enfrentar quando se livrassem dos seus problemas. E também consegui promover a cura de pacientes cujas doenças (e nesse caso não estou me referindo apenas a casos de EM) eram, antes de mais nada, resultado do fato de não se sentirem capazes de enfrentar os pais ou o companheiro.

Nosso subconsciente é maravilhosamente criativo quando, ao deparar com uma situação de medo ou de competição, ele se vê em desvantagem. No entanto, assim que o desafio é reconhecido e analisado, os sintomas debilitantes somem e a pessoa sente como se um pesado fardo fosse retirado dos seus ombros.

Percebi que muitos dos casos de EM tratados por mim apresentaram melhoras quando os problemas referentes a relacionamentos íntimos foram abordados. Lembro-me do caso de uma senhora que contou como, depois de anos cuidando do marido, a EM dele subitamente desapareceu quando ele conheceu outra pessoa; outra mulher me contou que sua EM praticamente sumiu quando ela decidiu que não permitiria mais que seu marido lhe desse ordens acerca de todas as questões imagináveis. O ponto básico é que em cada um desses casos o paciente fora diagnosticado como portador de EM e o único motivo dado para a sua cura foi o reconhecimento de que a sua doença fora originariamente provocada por traumas.

Evidentemente, nem todos os casos de EM são psicossomáticos e, de qualquer maneira, muitos dos que tiveram essa origem começaram há muito tempo, e os danos causados ao sistema nervoso já se tornaram permanentes e irreversíveis. No entanto, deve haver um número substancial de casos, como os que acabei de delinear, que, se tratados nos primeiros estágios, poderiam reagir a um tratamento de cura ministrado com compaixão.

Eu também sei de muitos outros casos em que a pessoa é incapaz de enfrentar o trauma que é a verdadeira causa de suas doenças, e eu não tenho a autoridade, secular ou espiritual, para fazer isso por ela. Lembro-me bem de um desses casos. Depois de duas visitas, eu disse à paciente que a curaria em seis semanas. Uma expressão de prazer surgiu no rosto dela, e eu nunca mais a vi pessoalmente. Pelo telefone, ela me deu todos os tipos imagináveis de desculpas, mas a verdade é que algumas pessoas simplesmente não conseguem viver sem seus problemas. Quando reconhecemos isso, não temos o direito de lhes tomar essas muletas, sem antes lidar com o que está causando esses temores tão profundos. Além disso, às vezes fazer vir à tona a causa desses medos não traz qualquer benefício ao paciente.

Tenho certeza de que muitos dos leitores agora estão pensando que isso não é cura, mas simplesmente a boa e velha psicologia. Se você pensa assim, tente dizer a alguém que está sentindo dor ou que esteja doente, que tudo existe apenas no subconsciente e que seus sintomas físicos foram provocados pela mente. Se você conseguir permanecer com o nariz intato, você pode se considerar muito feliz. Para início de conversa, é muito pouco provável que uma pessoa que esteja doente ou sentindo dores acredite nisso. Mesmo que ela aceite, a contragosto, que você pode estar certo, na melhor das hipóteses ficará irritada, principalmente pelo fato de que lhe dizer isso não resulta em nada de concreto.

O que possibilita a um agente da cura ter essas informações sobre o seu paciente é o fato de nos comunicarmos com o seu espírito, assim que ele atravessa nossa porta, e isso faz toda a diferença. Muitos médicos já tentaram dizer aos pacientes que seus problemas são psicológicos, e apenas conseguiram perder a fé e a confiança deles. Curar não se resume apenas em colocar as "mãos curadoras" sobre uma pessoa; trata-se de dar a ela um lampejo, uma rápida visão do seu próprio mundo interior.

Uma das características do meu trabalho de cura é o fato de que os únicos instrumentos que uso estão sob o controle do paciente. A menos que ele confie em mim e na ajuda que posso lhe oferecer, nem sequer posso começar a ajudá-lo a resolver e a superar seus problemas. Esta é uma verdade que precisa ser repetida muitas vezes. As pessoas curam a si mesmas; os médicos e os agentes da cura só estão presentes para ajudá-las a fazer isso. Casos como esses não reagirão facilmente a drogas ou cirurgias, e caso isso aconteça, o subconsciente simplesmente produzirá um outro conjunto de sintomas para expressar seus traumas reprimidos.

Em seguida, apresento uma carta de uma senhora que conseguiu, com a ajuda de um tratamento de cura, liberar as emoções que estavam causando um câncer:

Novembro de 1993

Foi em junho de 1988 que sofri uma cirurgia para a remoção de parte da minha tireóide, e foi descoberto que eu tinha uma forma bastante rara de câncer. Tudo continuou perfeitamente bem até uma semana antes do Natal de 1991, quando percebi a existência de um caroço no pescoço. Depois de tomar muitos antibióticos e consultar várias vezes o dentista para eliminar qualquer infecção, fui internada no hospital, em março de 1992, para a extração desse caroço.

Três semanas depois, quando já estava freqüentando apenas o ambulatório da clínica, um médico me informou que o caroço era uma decorrência do meu câncer de tireóide, mas que ele não sabia o que fazer, uma vez que o especialista estava viajando. Eu teria, portanto, de marcar uma consulta para uma semana depois. Durante o período de espera, mal consegui comer ou dormir, mas, de alguma maneira acabei sobrevivendo, e cheguei à consulta na semana seguinte.

Quando conversei com o especialista, ele me disse que lamentava os resultados, mas apenas os vira naquela manhã e não sabia o que deveria fazer. Ele pensou na possibilidade de me encaminhar para um grande hospital londrino, onde veria uma das maiores sumidades nesse campo. No entanto, ele não sabia se esse senhor estava ou não no país, de forma que eu deveria voltar para casa, não me preocupar, e voltar lá depois de dez dias.

Foi nesse momento que cheguei à conclusão de que estava precisando de uma ajuda diferente da oferecida pela medicina convencional.

Na minha primeira visita a Malcolm, ele me aconselhou a fazer o que o especialista sugeria e afirmou que tudo acabaria bem, ou seja, o câncer iria desaparecer. Mas eu tinha outro problema que estava fazendo eu ficar daquele jeito, e ele perguntou se eu gostaria de falar sobre esse assunto. Eu realmente tinha um problema. Meu marido morrera dezoito meses antes e, durante o tempo todo, eu vestira uma máscara de muita coragem, guardando todos os sentimentos comigo; não me permitia sentir toda a dor que me consumia. Foi um grande alívio poder conversar com alguém e me livrar de todos esses sentimentos e dessas emoções que tinham se acumulado. Voltei a ver Malcolm dois dias depois da primeira visita, e eu já era uma pessoa totalmente diferente. Eu me sentia feliz, descontraída, relaxada e sabia que tudo acabaria se resolvendo da melhor maneira possível. Nessa segunda visita, Malcolm sugeriu que eu fizesse novos exames antes de iniciar qualquer tratamento, uma vez que o câncer desaparecera.

Acabei sendo internada num hospital londrino em julho de 1992, onde diversas radiografias e muitos exames foram feitos, sempre com o mesmo resultado: não se detectou nenhuma evidência de câncer.

J. S.

Problemas emocionais

Os agentes da cura tratam de muitos problemas emocionais, permitindo que o paciente libere o estresse e a tensão do subconsciente, fazendo relaxar a consciência lógica até o estado meditativo. Quando o campo eletromagnético do paciente é tranqüilizado pelo agente da cura, ele freqüentemente libera, de forma involuntária, emoções acumuladas. Muitas vezes, essas emoções estão logo abaixo da superfície, reprimidas apenas pela consciência que resiste. Mas no estado meditativo induzido pela cura, a barreira que contém as emoções é dissolvida e elas saem aos borbotões. No entanto, nem sempre são lágrimas de infelicidade que se liberam. Muitas vezes, são sentimentos de raiva e de irritação; outras vezes, uma sensação de paz profunda e de contentamento. O agente da cura não cria as emoções; elas já estão presentes, apenas aguardando o momento propício para se manifestar. Freqüentemente, as pessoas me dizem que eu as faço se sentir muito felizes, mas isso nada tem a ver comigo. Esse conhecimento já estava presente, mesmo que as pessoas não soubessem disso. O exemplo a seguir ilustra bem esse ponto.

Uma mulher divorciada, de 45 anos de idade (vamos chamá-la de Jane), me procurou sentindo dores nas pernas, nas costas, nos braços e em praticamente todas as partes do corpo. Não eram dores que lhe impedissem os movimentos, mas uma sensação generalizada de mal-estar que parecia passar de uma parte para outra do seu corpo. Ela já tinha se submetido a todos os exames de rotina, e sempre ouvira a mesma frase: "São coisas da idade." De qualquer maneira, Jane, não sendo uma daquelas mulheres que sentem pena de si mesma, já estava ficando cada vez mais aflita com suas dores constantes.

Resolvi começar a sessão pelos pés e pelas pernas. Assim que coloquei as mãos nos seus tornozelos, ela começou a tremer desde as pontas dos pés, passando pelas pernas, pelas costas, até os braços. Senti como o meu campo de força passou a dominar totalmente o dela. Eu sabia que estava revertendo todo o potencial negativo de Jane e que, depois de alguns minutos, ela já estaria em estado meditativo. Quero chamar a atenção para o fato de que isso não representa nenhum tipo de perigo para a saúde mental ou física do paciente, desde que o agente da cura seja competente e tenha conhecimentos básicos de psicologia.

Eu me encontrava agora atrás de Jane, que tremia violentamente, apesar de estar aparentemente adormecida. Esse estado continuou durante uns cinco minutos, enquanto eu usava todo o meu campo de força espiritual e física para que ela libertasse a enorme quantidade de emoções acumuladas, a ponto de explodir dentro dela. Mais tarde, ela me disse que sentiu tudo se concentrando no estômago, de onde começou a subir, como um vulcão prestes a entrar em erupção. "Foi como uma espécie de raiva fervilhante", disse ela, "algo sólido que se acumulava dentro de mim. Tive a certeza de que o próprio demônio se apossara do meu corpo e que ia me fazer explodir." Essas emoções de ódio e raiva começaram a vir à tona, fazendo-a tremer de modo ainda mais violento, até que repentinamente ela soltou um grito. Nesse momento, eu senti fisicamente uma onda de energia deixando o corpo dela. Isso tudo durou quinze ou vinte minutos.

O que ocorreu foi uma liberação de emoções de raiva e de frustração que se acumularam dentro dela desde que, na infância, ensinaram a Jane que ela nunca deveria mostrar às pessoas sua irritação. Por esse motivo, ela vinha acumulando dentro de si emoções de raiva, ao longo de toda a sua vida. Essa energia negativa simplesmente foi aumentando cada vez mais. Recentemente, ela passara por um processo de divórcio extremamente desgastante, e o ciúme, o ódio e outras frustrações tinham se juntado às emoções negativas já armazenadas dentro dela. Jane ficara tomada por uma raiva tão intensa, que passou a sentir dores físicas. No entanto, por causa do seu condicionamento infantil, nunca demonstrava essa raiva em suas atitudes, que eram sempre gentis. Numa pessoa não tão forte emocionalmente, isso certamente teria causado um colapso nervoso, uma depressão ou algum outro tipo de trauma psicológico. E se, fisicamente, ela não fosse tão forte, essa intensa energia emocional negativa poderia ter causado sintomas de esclerose múltipla, de câncer, problemas de pele, entre várias outras coisas. Na ocasião, porém, isso apenas lhe causou dores generalizadas. Graças à liberação total dessa energia proporcionada pela cura, Jane pôde continuar sua vida sem ser mais incomodada por dores e sensações de mal-estar. E pela primeira vez, ela também foi capaz de sentir amor pelos pais, esquecendo velhas mágoas do passado e voltando-se para o futuro.

Se o episódio por que fui responsável tivesse sido presenciado há, digamos, dois mil anos, eu certamente teria sido aclamado por ter conseguido exorcizar um demônio. E se tivesse acontecido há dois séculos e meio, eu teria sido queimado numa fogueira, como sendo uma personificação do próprio diabo. Mas como os tempos são outros, mais e mais pessoas me procuram com problemas emocionais localizados nas profundezas do subconsciente, mas, mesmo assim, capazes de tirar sua paz de espírito e de afetar sua qualidade de vida. Quando não são devidamente tratados, os efeitos desses antigos traumas acabam afetando o dia-a-dia da pessoa e pondo em risco sua felicidade.

Em todos esses casos, o importante é ter o lampejo espiritual que permita ao agente da cura ler os sintomas do cliente, como se lesse um pictograma. Como o subconsciente não é capaz de usar palavras, ele precisa transmitir sua mensagem por meio de imagens ou de ações. Nesse sentido, todos os sintomas podem ser considerados como uma mensagem. O processo todo é como fazer palavras cruzadas. Na sua opinião, qual poderia ser o problema de uma mulher de 39 anos, excepcionalmente bem-sucedida como gerente empresarial? Ela não era casada e também não tinha qualquer problema social ou pessoal aparente, apesar de freqüentemente sofrer de estresse devido ao trabalho. Seus sintomas eram cólicas menstruais excessivas e um grande inchaço no abdômen. Suas dores estavam se tornando cada vez mais fortes nos últimos meses e pareciam estar diretamente relacionadas com o ventre inchado. A princípio, o médico achou que poderia ser um fibroma ou um cisto, mas os exames revelaram que não era esse o caso. Seu útero estava muitas vezes maior do que o normal e suas paredes internas apresentavam enrijecimento. Na opinião dos médicos, a única solução para o seu caso era a histerectomia, ou seja, a extração do útero.

A essa altura, ela me procurou e perguntou se eu poderia identificar a causa do seu problema. Parecia ser um caso bastante simples, mas o que li nos sintomas dela parecia ser algo tão improvável que, a princípio, eu preferi ignorar. Porém, na segunda entrevista, cheguei exatamente à mesma conclusão: tratava-se de uma gravidez imaginária, ou pseudociese. Seu subconsciente queria muito ter um bebê, mas a segurança material e a lógica consciente a tinham levado a arquivar esse desejo no fundo da sua mente. Ela se perguntava como seria possível ter um bebê e uma carreira de sucesso ao mesmo tempo. De qualquer maneira, ela não era casada e não tinha nenhum relacionamento que pudesse tornar viável a formação de uma família.

Infelizmente o subconsciente, ao contrário do raciocínio lógico, não se preocupa com esses pequenos problemas. E como a mulher já tinha completado 39 anos, ou seja, já estava próxima da idade em que não é aconselhável engravidar, o subconsciente não estava medindo esforços para produzir os sintomas de uma gravidez imaginária. Ela me contou que adoraria ter um filho, mas que esse projeto seria impraticável. Enquanto estávamos conversando sobre a sua situação e sobre os seus sintomas, o ventre dilatado dela, que lhe dava a aparência de uma gestante no oitavo mês de gravidez, começou a diminuir de tamanho. O subconsciente finalmente conseguira transmitir sua mensagem para a consciência lógica e podia se livrar agora da responsabilidade de lhe lembrar que ela teria de agir rapidamente caso resolvesse ter um filho.

Lembro-me de outra mulher que me visitou por sentir fortes dores nos pés. Ela estava se submetendo a um tratamento médico, mas as dores eram tão fortes, que qualquer caminhada se tornava quase impossível. Era um caso típico de distúrbio psicossomático. Ao perguntar há quanto tempo tinha o problema, soube que ele começara a se manifestar há seis anos. Perguntei-lhe, então, que problema ou trauma ela tivera seis anos e meio antes. "Nenhum", respondeu ela.

Há uma coisa importante sobre o fato de ser um agente da cura: quando os pacientes não conseguem se lembrar de alguma coisa, eu posso descobrir a informação, pois estou em contato com a parte espiritual da consciência deles. Por isso, voltei a repetir a pergunta. "O que aconteceu há seis anos e meio?" Fui obrigado a insistir para que ela me contasse. Eu poderia ter respondido por ela, mas era importante que ela mesma formulasse tudo em palavras.

Ela acabou admitindo, apesar de ter muita dificuldade para comentar o assunto, que seu marido a abandonara justamente há seis anos e meio. Foi uma amarga humilhação para ela, que sentira grandes doses de raiva e de ciúmes. Porém ela me garantiu que esse não poderia ser o motivo dos seus problemas nos pés, pois tinha voltado a se casar há três anos com um homem maravilhoso. Levava agora uma vida muito feliz, e deixara o passado para trás.

Eu lhe perguntei, então, se alguma vez chegara a chorar por causa do fracasso do seu primeiro casamento, e ela me respondeu imediatamente: "É claro que não; eu jamais permitiria que ele achasse que tinha me magoado." Nesse momento, coloquei-me atrás dela e ministrei a cura convencional para ajudá-la a relaxar seu espírito. Isso fez com que ela desmoronasse e ficasse soluçando durante uns vinte minutos. Quando estava se preparando para ir embora, ela ficou de pé e constatou: "Minhas dores desapareceram totalmente." Isso aconteceu no início de 1990 e desde então ela nunca mais voltou a ter problemas com os pés.

Seu subconsciente estava dizendo: você precisa chorar e falar sobre o assunto para se livrar da mágoa. Enquanto não fizer isso, seus pés continuarão doendo. Por que justamente nos pés? Bem, isso já é uma outra história.

Os distúrbios psicossomáticos têm muitas causas. Eles podem ser uma espécie de grito de socorro, como no caso de Tom, o garoto com problema nas pernas, ou uma expressão de traumas emocionais ocultos, como nos casos que acabei de citar. Os sintomas podem ser suficientemente sérios a ponto de causar desde simples câimbras até o câncer.

Até mesmo problemas cardíacos podem ser psicossomáticos. Um desses casos ocorreu com um empresário que chamarei de Brian. Seus negócios iam muito bem, mas a recessão e as dificuldades financeiras o colocaram numa grande tensão, que acabou causando um ataque cardíaco. Ele conseguiu se recuperar muito bem, mas isso tudo o deixara muito fraco e incapaz de realizar qualquer tipo de trabalho físico. Até mesmo um simples passeio pelo jardim o deixava ofegante e com batimentos cardíacos acelerados.

O que realmente o irritava era o fato de os médicos lhe terem dito que ele estava fisicamente bem e que o atual problema era causado pelo estresse. Na opinião deles, as dores constantes e os sintomas físicos eram apenas psicossomáticos. Mas Brian não conseguia aceitar isso. Um homem não causa seu próprio ataque cardíaco nem uma respiração ofegante, disse-me ele. E quando os médicos recomendaram que ele procurasse um psiquiatra, ele resolveu abandoná-los e se consultar com um agente da cura. Em resumo, era essa a situação com a qual deparei. Passei minhas mãos pelo campo eletromagnético dele e não encontrei nada de errado. Cheguei exatamente à mesma conclusão dos médicos: basicamente, ele perdera o interesse pelos negócios e não queria dizer aos amigos e colegas que pretendia se afastar de tudo. Com muita lealdade, seu subconsciente lhe forneceu uma boa desculpa. Mas como dizer isso a ele?

Deixei de lado o problema durante algumas semanas. Posteriormente, ele me contou que, depois da primeira sessão se sentira muito melhor. De fato, tivera uma excelente semana. Não tinha sentido dor nenhuma e até fora capaz de caminhar pelo jardim. A segunda semana não tinha sido tão boa, se bem que continuava se sentindo melhor do que na ocasião em que me procurara pela primeira vez. Desta vez, no entanto, não ocorrera qualquer melhora perceptível. Na terceira semana, a história se repetiu. Ele começou a regredir. E na quarta semana ele quase tinha voltado ao ponto em que se encontrara quando me procurou. Naturalmente, ele estava desapontado com o fato da melhora inicial não ter perdurado. Senti, então, que era aquela a oportunidade ideal para confrontá-lo com o verdadeiro problema.

"Nada disso chega a me surpreender", disse eu. "Veja, o seu subconsciente descobriu a melhor maneira de me enganar. Há muitos casos em que o subconsciente é excessivamente protetor e acaba descobrindo uma maneira de derrotar o sistema que está tentando ajudar você. Pouco importa que tipo de tratamento lhe fosse recomendado, drogas ou sessões de cura — tudo acabaria fracassando. Não é você, a pessoa que sofre, quem está causando o problema, é o seu subconsciente."

"Isso significa que devo mesmo procurar um psiquiatra?", perguntou ele.

Disse-lhe que, na minha opinião, isso não seria necessário, uma vez que já tínhamos conseguido identificar o problema. Eu não via sentido nenhum em tentar lutar contra ele. Todo o seu problema de saúde estava diretamente relacionado com seu trabalho, e seria melhor vender sua empresa ou aposentar-se. Foi exatamente isso que Brian fez. Algumas semanas mais tarde, ele me telefonou para dizer que sua vida passara por uma mudança completa. Ele agora se sentia fisicamente bem, principalmente depois de ter se mudado da região e de ter deixado de freqüentar os ambientes que estavam causando o problema.

Traumas reprimidos da infância

Uma das dificuldades de se explicar ao paciente como os sintomas são produzidos, para assim identificar os traumas, está em fazê-lo entender porque reprimimos o trauma, se nosso subconsciente, mais cedo ou mais tarde, acabará produzindo sintomas prejudiciais à saúde para nos lembrar de tudo, como se estivéssemos brincando de esconde-esconde. A maior parte dos traumas emocionais e físicos que reprimimos ocorrem antes de completarmos onze ou doze anos de idade. Depois disso, a coisa precisa ser bastante ruim para que o subconsciente entre em ação e oculte-a de nossa memória consciente. Num período posterior da vida, alguma coisa acontece e lembra ao subconsciente que um incidente semelhante já ocorreu antes. Para nos proteger ou para nos alertar, ele então passa a produzir sintomas relacionados com o passado e com o incidente há muito esquecido.

Traumas emocionais

Todos aceitamos que nosso caráter básico é formado na infância, sendo resultado do condicionamento adquirido nos primeiros anos de nossa vida. Quando chegamos na adolescência, a maior parte de nossas emoções já está programada e faz parte do nosso caráter. Vamos considerar, por exemplo, o caso de uma criança à qual se diz constantemente que ela não deve mexer nas coisas. Se isso lhe for dito muitas vezes, ela acabará crescendo retraída, com receio de experimentar novos brinquedos, jogos e, posteriormente, em sua vida profissional, novos procedimentos.

Lembro-me do caso de uma mãe que me procurou, pedindo que eu ajudasse seu filho. Ted tinha onze anos e iniciara o curso secundário oito meses antes. Ele estava tendo dificuldades para fazer amigos. Eu lhe pedi que me explicasse suas dificuldades. Para um garoto de onze anos, ele falava muito bem. Ted me disse que tudo começara muito bem na sua nova escola, fizera alguns amigos e se juntara a um grupo de seis garotos, que ele já conhecia da escola anterior.

O problema começara três meses depois, quando um novo menino se juntou ao grupo. Ele não sabia explicar os motivos, mas, de alguma maneira, ele se sentia ameaçado pelo recém-chegado. Perguntei se ele estava sendo pressionado ou ameaçado fisicamente, mas aparentemente o problema não era esse. Na verdade, ele até gostava do novo garoto, que era divertido, sempre fazendo piadas, aprontando coisas e fazendo os outros rirem. Era justamente isso que fazia Ted se sentir ameaçado. Ele não sabia explicar direito, mas tinha certezà de que os outros garotos não iriam querer mais a sua companhia. Ted não sabia o porquê, mas o recém-chegado provocara nele um sentimento de solidão e a impressão de que deixaria de ser desejado.

Depois dessa conversa, me coloquei atrás dele e pus a minha mão esquerda sobre o centro da sua testa, ou seja, entre e acima dos olhos. Isso fez com que entrasse em um estado alterado de consciência, permitindo que fortes emoções do passado viessem à tona. Enquanto ele estava nesse estado entre o sono e a vigília, eu lhe pedi para lembrar-se da primeira vez que sentira as emoções que acabara de descrever. Depois de alguns segundos, ele me disse que sua lembrança mais remota era ele, ainda muito pequeno, a mãe, o pai e a irmã, quatro anos mais velha, brincando no chão da sala. Ele se sentia excluído porque não permitiam que ele participasse da brincadeira. Eu lhe perguntei, então, por que não resolvera participar mesmo assim.

"Mas eu não podia fazer isso", respondeu Ted. "Afinal, eu tinha apenas quatro semanas de idade."

Em seguida, narrou outro acontecimento. "Desta vez, foi uma festa de aniversário da minha irmã." Com lágrimas escorrendo pelo rosto, ele me contou que ninguém lhe deu atenção enquanto estava deitado num berço, num canto da sala. Ele ouvia os risos e as brincadeiras, mas ninguém se importava com ele, nem deixava que ele participasse. Nessa ocasião, ele tinha apenas alguns meses de idade.

Depois ele se lembrou que, algum tempo mais tarde, estava sentado numa cadeirinha de bebê no banco traseiro do carro, de onde nada podia ver. Então, seu pai fez uma observação a respeito de alguma coisa no campo, e todos riram, mas ninguém pensou em lhe explicar o que era tão divertido ou em permitir que ele se inteirasse do que estava acontecendo. Ted lembrou também que, numa ocasião posterior, em que sua mãe o levara para fazer compras, ela prometera que as crianças poderiam escolher seus próprios brinquedos. Sua irmã, disse ele, pudera correr livremente pela loja, brincar com os brinquedos expostos e depois escolher o que mais lhe agradara. Ele, por sua vez, teve que permanecer no carrinho, deixando que sua mãe lhe escolhesse alguma coisa.

"E você já sabia andar?", perguntei.

"Não, mas eu já sabia engatinhar", protestou ele.

Durante uns vinte minutos, ele foi lembrando de vários incidentes, até chegar a uma ocasião em que tinha pouco mais de um ano e meio de idade. Ele já sabia andar e estava muito satisfeito consigo mesmo, principalmente quando a irmã trouxe suas amigas ao jardim para exibir a nova habilidade do irmãozinho. Depois disso, no entanto, ela e as amigas foram passear no bosque atrás do jardim, e ele, novamente, foi proibido de participar. Ele as ouvia rindo e brincando, mas elas não queriam a companhia dele.

Depois dessa época, ele deve ter começado a participar mais das atividades da família, pois não tinha mais lembranças de ter sido excluído. Tirei, então, minha mão do meio de sua testa e perguntei como se sentia. Um grande sorriso apareceu no rosto dele.

"Não há nada de errado com o meu amigo, não é? O problema é comigo."

Daquele momento em diante, ele não teve mais qualquer problema na escola e não se sentia mais "excluído" das situações divertidas e agradáveis. Mas vamos pensar no que teria ocorrido se ele não tivesse me procurado e descoberto seu próprio passado. Ele teria passado a vida inteira retraindo-se sempre que ouvisse o som de risos; se sentiria incapaz de compartilhar momentos de alegria e de felicidade. Seus pais certamente não poderiam saber o que ele estava pensando ou sentindo naquela tenra idade, mas as ações involuntárias deles acabaram estabelecendo as bases para as atitudes e as emoções que surgiram mais tarde na vida do filho. Antes de Ted completar dois anos de idade, ele já estava condicionado a não esperar ser incluído em qualquer atividade associada com felicidade e risos.

Outro caso envolvendo um jovem adolescente mostra como os adultos devem ser cuidadosos ao fazer comentários talvez maldosos diante de crianças pequenas, ainda incapazes de perceber a diferença entre um comentário sério e outro feito em tom de brincadeira.

Tive a oportunidade de ajudar uma adolescente que tinha problemas de micção noturna, ou seja, que fazia "xixi na cama". Durante o dia, ela também não conseguia agüentar muito tempo antes de ir ao banheiro, e seu problema chegava a ser quase uma incontinência urinária. A garota já havia recebido todos os tipos de conselhos e fora tratada, sem nenhum resultado prático, por médicos e psicólogos. Ela veio acompanhada pela mãe, que me explicou o problema. Pedi, então, que ela fechasse os olhos e respondesse a várias perguntas a respeito da sua infância. Quando ela mergulhou num estado alterado de consciência, perguntei o que lhe causava mais medo quando pequena. Ela me contou que fora aos três anos de idade, quando após ser internada num hospital para uma cirurgia do estômago, uma enfermeira lhe disse: "Você precisa fazer um xixi, caso contrário, vai acabar estourando." Essa frase curta e aparentemente inocente a deixou completamente apavorada, tomada pelo medo de que explodiria caso não mantivesse a bexiga sempre vazia. Ficaram óbvios os motivos pelos quais seu subconsciente se recusava a permitir algum acúmulo de líquido na bexiga. Assim que o motivo veio à tona na sua consciência lógica, o problema deixou de existir. Essa história exemplifica muito bem como os pais e as outras pessoas devem prestar atenção ao que dizem para as crianças.

Eu poderia escrever outro livro apenas com histórias de pacientes meus cujas vidas foram arruinadas por atos completamente inocentes cometidos por pais amorosos e bem-intencionados. Para ilustrar esse fato, vou dar mais um exemplo.

Uma mulher casada, de mais de cinqüenta anos (vamos chamá-la de Jill), procurou minha ajuda por ser incapaz de reconhecer o seu próprio valor. Se alguma coisa não dava certo, não importava o que, a culpa deveria ser dela. Como não se sentia digna de amor, ela não conseguia encontrar nenhum tipo de satisfação ou prazer em sua vida sexual. Esse problema, aliás, é bem mais freqüente do que se imagina.

Usando a mesma técnica, ou seja, colocando a mão sobre um ponto acima dos olhos, alterei seu estado de consciência e lhe pedi que regredisse até a primeira vez que se sentira daquela forma. Quase imediatamente, ela se lembrou que estava voltando para casa, depois da escola, num final de outono. Ela deveria ter uns oito anos de idade. Em seu trajeto da escola para casa, ela precisava passar por um caminho pouco movimentado no meio do campo. De repente, um homem apareceu atrás dela e a empurrou para o meio dos arbustos, onde a molestou sexualmente. Depois de uns vinte minutos, ele deixou que Jill fosse embora, advertindo-a sobre o que aconteceria se ela contasse alguma coisa a respeito do ocorrido.

Quando chegou em casa, já era bastante tarde e estava escurecendo. Ela correu para a cozinha, querendo contar à mãe o que acontecera. Mas quando começou a contar a história, a mãe, já esperando que ela desse uma desculpa qualquer pelo fato de estar atrasada, não deixou que ela terminasse, interrompendo-a com uma censura. “E que horas você pensa que são? Chegar em casa a essa hora certamente vai acabar te colocando em apuros. Toda espécie de coisas pode acontecer com uma menina sozinha num caminho deserto à noite... e se acontecer alguma coisa, a culpa será toda sua.”

Depois disso, o que ela poderia fazer? A culpa era dela. Uma garotinha de oito anos fora condenada a passar o restante de sua vida sentindo-se suja e culpada por saber que o que acontecera era errado, e por acreditar que a culpa era dela. Não fora a própria mãe que lhe dissera isso? Seu subconsciente rapidamente reprimiu a lembrança do terrível incidente, mas para sempre ela ficou condicionada a achar que não merecia amor e afeto, e que se alguma coisa não desse certo em sua vida, a culpa seria apenas dela. Na verdade, não se pode responsabilizar a mãe de Jill pelo que aconteceu. Infelizmente, são muitas as coisas que dizemos sem pensar às crianças, e que acabam afetando as emoções delas por toda a vida.

Por sorte, nunca é tarde demais para se livrar dos condicionamentos restritivos que lhe foram impostos na infância. Condicionamentos desse tipo geralmente ocorrem antes dos sete anos, pois depois dessa idade parece que a criança se torna capaz de pensar por si própria, e o subconsciente perde uma parte de sua capacidade de reprimir a lembrança de situações desagradáveis e incômodas. No entanto, quando a lembrança é insuportável, até mesmo pessoas adultas podem constatar que períodos inteiros de sua vida foram apagados da sua memória. Suponho que os acidentes automobilísticos sejam os exemplos mais óbvios desse tipo de trauma.

Traumas físicos

Os casos que descrevi acima mostram como as atitudes e as emoções podem ser afetadas por traumas muito antigos. As histórias a seguir são exemplo de como um trauma ocorrido na primeira infância pode causar sintomas físicos.

O eczema e a psoríase são problemas de pele em que manchas muito feias aparecem na superfície do corpo. Presenciei vários casos em que isso foi conseqüência direta de espancamentos sofridos quando a pessoa era criança. Num desses casos, uma mulher tinha psoríase nas pernas e nos braços, onde fora espancada por crianças mais velhas na escola. Em outro, um homem, espancado pelo pai quando muito pequeno, tinha o corpo coberto pela psoríase. Nenhuma das vítimas conseguia sequer se lembrar dos incidentes antes de o tratamento começar e, nos dois casos, a psoríase começou a diminuir assim que o motivo aflorou na consciência delas. Além disso, em ambos os casos, o problema só se manifestou no final da adolescência, quando o subconsciente teve motivos para acreditar que uma situação semelhante poderia voltar a acontecer.

Isso não significa, no entanto, que todos os casos de eczemas ou de psoríase sejam resultado direto de abusos quando criança. Porém, às vezes, a causa é essa. Podem existir dúzias de diferentes motivos para as reações de pele. Outros casos de eczemas dos quais tratei envolviam as mãos. Uma das pessoas tivera uma série de acidentes e de problemas, da mais tenra infância até a idade adulta, sempre envolvendo suas mãos. Essa pessoa sofreu queimaduras, picadas, bofetadas, e assim por diante. Quando ela se casou e teve filhos, seu subconsciente foi levado a lembrar detalhes da sua infância, o que produziu os ferimentos nas mãos. Outro caso envolveu um homem cujas mãos se tornaram terrivelmente sensíveis, machucadas e doloridas quando ele passou a trabalhar no setor de construções. Tudo começou quando ele fez parte da equipe escalada para demolir um prédio no qual fora feliz na infância. Na ocasião, morando em outra casa, sua vida estava longe de ser um modelo de felicidade. O seu subconsciente, portanto, simplesmente não queria permitir que ele demolisse o prédio no qual encontrara refúgio nos seus tempos de criança. Como resultado, suas mãos se encheram de pústulas, que os médicos diagnosticaram como uma reação à cal da argamassa, usada na construção.

Traumas de parto

É surpreendente a quantidade de pessoas que me procuram devido a depressão ou a sentimentos de pânico advindos de algum tipo de trauma de parto. Pela minha experiência, parece que alguns casos de depressão pós-natal são causados pelo fato de a mãe ter passado por momentos difíceis e de grande medo por ocasião do seu próprio nascimento. Depois, como ocorre com todos os demais traumas da infância, o fato foi reprimido pelo subconsciente, excessivamente protetor, que permitiu sua volta à consciência no momento em que essa mulher teve de parir seus próprios filhos.

Isso é particularmente verdadeiro no caso de uma mulher que teve problemas de parto semelhantes aos vivenciados pela sua mãe. No momento em que a mulher está tendo os seus filhos, seu subconsciente libera parcialmente a lembrança do seu próprio trauma e de suas emoções ocorridos há tantos anos, quando ela mesma estava nascendo. O problema está no fato de que, depois de ter sido parcialmente liberado, o trauma não pode voltar a ser reprimido. E por isso, essa mulher continua sofrendo durante dias, semanas, meses e até mesmo anos devido à sensação de pânico, à falta de ar e a acessos de choro; esse conjunto de sintomas costuma ser diagnosticado como depressão ou tensão nervosa.

Recentemente, uma mulher me procurou por estar sofrendo, como ela mesma disse, de estresse. Ela explicou que estava sofrendo de palpitações e que seu médico lhe receitara um tratamento à base de bloqueadores beta. Ela era muito emotiva, e facilmente se deprimia e chorava durante longos períodos. Ela também tinha muita falta de ar e, de uma maneira geral, se sentia esgotada e fora de sintonia com o restante do mundo. Percebi que o caso seria de fácil solução, de maneira que, sem muitas explicações, me coloquei atrás dela e iniciei uma sessão normal de cura, ou seja, coloquei minhas mãos no alto de sua cabeça. Pude então sentir a força fluindo de mim para dentro dela.

Ela imediatamente começou a sentir falta de ar. Sua respiração ficou rápida e ofegante, seu coração batia descompassado e ela foi ficando cada vez mais tensa. Passados uns cinco minutos, ela deu um berro, seguido por uma série de gritos curtos e agudos, e depois, mais vários longos berros. Então, começou a soluçar e a ofegar, como se estivesse quase sufocando. Deixei que tudo isso saísse do sistema dela, o que deve ter levado uns quinze minutos. Quando tive a certeza de que dera vazão a todas as emoções, interrompi a sessão de cura.

"Mas o que foi tudo isso?", perguntou ela.

"Você teve um parto difícil?"

"Tive", respondeu ela. "De acordo com o que me disseram, eu quase morri. Por algum motivo, eu estava posicionada com os pés para a frente e não queria sair."

"Pois você acabou de passar por tudo isso outra vez", disse eu. "Foi um trauma de parto e todos os sintomas que você estava apresentando eram os sentimentos de pânico que sentiu quando estava nascendo. Mas eu gostaria de saber o que despertou tudo isso agora. Você teve um filho recentemente?"

Ela então me contou que tivera uma menina havia três anos e meio, e que a garota nascera exatamente com as mesmas dificuldades que ela. Fora uma experiência apavorante, disse ela. Então era isso. O parto de sua filha tinha liberado parcialmente o seu próprio trauma de parto. Os sintomas continuaram durante os três anos e meio seguintes, e foram diagnosticados a princípio como depressão pós-parto e depois apenas como depressão. Os sintomas teriam perdurado pelo restante de sua vida, se ela não tivesse feito alguma coisa concreta com relação a eles.

"E como é que você se sente agora?", indaguei, apesar de não ser necessário. Afinal, eu podia ver pela expressão do seu rosto que ela estava muito bem. A expressão cansada, assustada e tensa desaparecera; ela estava irradiando felicidade.

"Eu nem consigo acreditar que uma coisa dessas é possível", disse ela. "Em menos de meia hora, estou me sentindo como se tivesse renascido. É uma sensação maravilhosa, fantástica."

Há outro aspecto que, na minha opinião, vale a pena ser mencionado: o terror que, às vezes, o bebê sente no momento do nascimento. Não é apenas a mãe que sofre durante um parto difícil. O bebê também pode passar por momentos de grande dificuldade. Infelizmente, ao contrário da mãe que geralmente se recupera bastante depressa, o trauma vivenciado pelo bebê pode afetá-lo pelo resto da sua vida. Por isso, é aconselhável atentar para as conversas que o bebê pode ouvir quando ainda se encontra no ventre materno. Relatos de nascimentos complicados, de cesarianas e coisas desse tipo podem despertar sensações de pânico na criança que ainda não nasceu. Se houver a necessidade de conversar sobre problemas de parto, sugiro que a mulher grávida fale também com seu bebê, tranqüilizando-o na medida do possível.

Também deve trazer muita angústia para o bebê que ainda não nasceu o fato de seus pais ansiarem por uma menina, quando terão um menino. Essa angústia se torna ainda pior se ficam dizendo a todos que têm certeza que desta vez será uma menina. A pobre criança irá se sentir rejeitada antes mesmo de nascer. E essa sensação de rejeição se tornará parte integrante do seu caráter, que mais tarde será responsável pelas decisões do seu subconsciente. Muitas pessoas podem não acreditar que um bebê, mesmo antes de nascer, seja capaz de ouvir, de formar opiniões e de ter emoções. No entanto, dificilmente se passa uma semana sem que eu encontre uma pessoa cujo caráter foi moldado por emoções extremas ocorridas antes do seu nascimento. Aliás, sempre afirmei que, em comparação com o nascimento, morrer é fácil.

Dor psicossomática

A expressão "dor psicossomática" é usada para descrever dores ou sensações de mal-estar para as quais não há nenhuma doença ou problema aparente que as possa estar causando. Eu divido a dor psicossomática em três categorias distintas. A primeira é habitual. Nesse caso, a dor continua por muito tempo depois de sua causa ter passado. Isso geralmente acontece quando a pessoa sentiu dores muito fortes por longos períodos de tempo. A segunda ocorre quando a causa original da dor foi tão horrível que o subconsciente alerta e relembra a vítima, no caso de ela estar se envolvendo em alguma situação semelhante. E a terceira categoria ocorre quando as emoções por ocasião da dor original eram principalmente de medo intenso, de culpa ou de algum outro tipo de paixão.

Nos dois primeiros casos freqüentemente basta fazer uma conexão lógica e consciente entre a dor atual e o problema que causou a situação original para conseguir uma cura. A terceira categoria, no entanto, não é tão fácil assim. Como emoções profundas e reprimidas estão envolvidas, a resolução do problema requer um tempo maior, além de ser necessário compreender o comportamento subconsciente para se superar as dificuldades. Como sempre, tentarei exemplificar tudo isso usando casos reais.

Dor habitual

Quando a pessoa sofre uma dor muito forte por um longo período de tempo, e a causa da dor é posteriormente eliminada, o cérebro às vezes deixa de registrar a cura e a pessoa continua sofrendo a dor, apesar de os seus motivos já terem deixado de existir.

Com bastante freqüência, médicos e agentes da cura são responsabilizados por não conseguirem livrar o paciente de uma dor que o cérebro esqueceu de desligar. Eu me lembro do caso de um homem que se submeteu a várias operações no joelho para tentar eliminar uma dor que seus médicos afirmavam não existir. O paciente estava irritado com o fato de os médicos não acreditarem nele, e os médicos, por sua vez, achavam que o paciente estava só inventando coisas. O problema, na verdade, era apenas uma espécie de interruptor quebrado, também conhecido como hábito, no cérebro dele.

Como sabemos, o cérebro é programado para agir de determinado modo, e ele continuará agindo assim sem nenhuma ajuda do consciente. Digamos, por exemplo, que a seta do seu carro esteja à esquerda do volante e o limpador do pára-brisas, à direita. Imaginemos que, por algum motivo, você entre num outro veículo onde esses dois controles estejam em posição invertida. Com que freqüência você vai tentar dar seta com o limpador de pára-brisas? Isso é um hábito, um programa no cérebro que ainda não foi atualizado. Trata-se de algo um pouco inconveniente durante um ou dois dias, até que você consiga recodificar seu cérebro e tudo volte ao normal. Mas o que acontece quando você simplesmente não percebe que o problema está no programa do cérebro?

John tinha 28 anos de idade, era atlético e estava em excelente forma física. Seu problema era uma dor no joelho esquerdo, logo abaixo da rótula. Depois de duas sessões de cura, sem nenhuma melhora, compreendi que precisava procurar uma causa que não fosse um simples ferimento. O joelho dele doía praticamente o tempo todo, mas não parecia interferir muito nas suas atividades esportivas, a não ser pelo fato de impedi-lo de correr mais do que uma milha de cada vez. A meu ver, essa informação era algo muito específico e exato e era justamente o tipo de chave que eu estava procurando para a causa do problema.

"Quer dizer que a dor sempre aparece com toda a intensidade depois de você ter corrido uma milha?", perguntei.

"É sempre assim", disse ele. "Eu consigo correr uma milha sentindo apenas as dores normais, mas depois dessa distância, começa a doer demais."

Mais tarde, fiquei sabendo da história toda. Ele se mantinha em forma correndo regularmente e aumentando todas as semanas a distância total percorrida. John queria participar de uma maratona e estava treinando na pista local de atletismo. Certa noite, quando já tinha corrido oito milhas (observem outra vez a precisão, o número exato) em volta da pista, seu joelho repentinamente fraquejou. Não tenho certeza quanto ao que realmente aconteceu, mas ocorreu algum problema nos ligamentos, o que resultou numa dor localizada abaixo da rótula. Deve ter sido uma dor muito forte, exigindo muito tratamento e até mesmo uma internação hospitalar. Meses depois, os médicos declararam que ele estava totalmente recuperado. Seu joelho, no entanto, continuava doendo constantemente.

"É como uma dor de dente", disse ele. "E depois de correr por uma milha, ela fica realmente insuportável."

"Como é que você sabe que a dor se manifesta exatamente depois de ter corrido uma milha?"

"Há uma marca na pista, indicando que já percorri uma milha."

"E como é que você sabe que tinha corrido exatamente oito milhas quando o joelho lhe deu problemas pela primeira vez?"

"É que eu acabara de passar por essa marca pela oitava vez", respondeu ele com um fio de voz.

"Pois a única coisa errada no seu caso", disse eu, "é que o seu cérebro está precisando ser reprogramado."

Passei então a lhe explicar que o fato de conseguir completar determinado número de voltas se tornara tão importante, que aquela marca indicando uma milha se fixara na mente dele. Ele estava se concentrando com tanta intensidade na distância a ser percorrida que, quando passou a marca e seu joelho cedeu, o cérebro registrou a marca juntamente com a dor e a incluiu no programa. A milha simplesmente se tornou parte integrante do hábito. Não havia nada errado no seu joelho. A dor que ele sentia era causada inteiramente pela sua rotina de corrida e do fato de ultrapassar a marca de uma milha. Para curá-lo foi suficiente registrar na sua mente lógica o que o subconsciente estava tentando lhe dizer. Usei uma terapia sugestiva para garantir que o hábito da dor fosse removido e pouco tempo mais tarde ele estava de volta ao normal.

Esse é um caso típico de dor física em que o computador cerebral usa como base a experiência da dor para montar sua programação. É bastante fácil lidar com esses casos depois de um diagnóstico correto, e os agentes da cura são muito mais capazes de ajudar pessoas com esses problemas quando sabem como reconhecer os sintomas ou quando conseguem ler os pensamentos mais profundos dos seus pacientes. Os médicos dificilmente têm a oportunidade de compreender, diagnosticar ou curar os tipos de problemas que acabo de descrever. Freqüentemente, eles vêem num único dia tantos pacientes quanto eu vejo em toda uma semana. E pouco importa o quanto o médico é brilhante ou dedicado; os pacientes precisam é de mais tempo. Infelizmente, tempo é justamente aquilo de que os médicos não dispõem.

A dor que alerta

A história a seguir serve para exemplificar a diferença entre a dor habitual e a criada pelo subconsciente, como um alerta, para que o corpo evite uma dor possível, tomando por base alguma experiência anterior.

Em março, uma mulher de 32 anos me procurou com dores nas costas. Ela explicou que sentia essas dores desde mais ou menos seus vinte anos de idade. Conforme seu médico, tratava-se de algum disco com problemas, que era afetado pelas baixas temperaturas do inverno. As dores sumiam quando o tempo esquentava na primavera, mas sempre acabavam voltando no inverno seguinte. E eram tão fortes, que ela só conseguia dormir deitada no chão. Quando perguntei se ela tinha filhos, disse-me que tinha um garoto de catorze anos. Eu quis saber em que mês ele nascera.

Ela me olhou, com uma expressão perplexa, e respondeu: "Em fins de fevereiro, por quê?"

Ignorando sua pergunta, continuei: "E onde você estava deitada quando seu bebê nasceu?"

"Numa cama, é claro."

"O parto foi difícil?"

"Muito difícil", respondeu ela. A essa altura, sua voz foi sumindo, como se o significado do que ela estava me dizendo estivesse começando a aflorar no consciente dela. Durante catorze anos, seu subconsciente tentara alertá-la em fevereiro para que tomasse mais cuidado e se lembrasse do que ocorrera catorze anos antes, quando estava deitada numa cama. Não é de causar espanto o fato de o subconsciente dela não lhe dar trégua em fevereiro, principalmente quando ela se deitava na cama. Todas essas explicações exigiram uns quinze minutos. Depois disso, pedi que ela se levantasse, caminhasse pela sala e tentasse tocar os pés com a ponta dos dedos das mãos, o que ela fez, apesar de não ser capaz de qualquer coisa do gênero quinze minutos antes. Seu subconsciente tinha aberto mão da responsabilidade de protegê-la, uma vez que os sintomas manifestados já estavam sendo compreendidos. As dores dela desapareceram completamente em apenas quinze minutos, e eu nem sequer tive de me levantar da minha cadeira.

Conforme já vimos, o subconsciente às vezes cria sintomas para evitar dores que ele julga irão ocorrer, baseado em experiências anteriores. O fato de pessoas saírem de casa para esquiar é uma coisa que eu jamais serei capaz de compreender. Ficar escorregando sobre dois pedaços de madeira num frio terrível, e correndo um grande perigo de fraturar algum osso é algo que escapa completamente à minha compreensão. Tudo faria muito mais sentido se se tratasse de um divertimento barato, mas os custos para isso costumam ser bastante elevados.

Eu conheço pelo menos uma pessoa que atualmente partilha dessa minha opinião. No primeiro dia de suas primeiras férias esquiando, ele estava no alto das encostas dos Alpes Suíços às nove da manhã. Na hora do almoço, estava de volta ao hotel com a perna engessada. Ele tinha quebrado a tíbia logo acima do tornozelo. Ele me contou que estava nas encostas havia uns quinze minutos quando quebrou a perna. Depois de lhe dar algumas orientações, seu instrutor de esqui convidou-o para descer a encosta, mas ele se atrapalhou com os esquis e foi parar no chão. Segundo ele, a dor foi indescritível. Pensou até que seu pé tinha sido arrancado. Nunca sentira dor semelhante.

Tudo isso acontecera vários anos antes e, aparentemente, o problema fora resolvido. A questão é que, na ocasião em que me procurou, sua perna esquerda, a que se quebrara, perdera a sensibilidade, da cintura até a ponta dos pés. "É como se essa parte do corpo estivesse morta!", dizia ele, descrevendo sua sensação. Ele jamais associara aquilo com o acidente na neve dos Alpes. E por que haveria de fazê-lo? Aquele problema fora completamente resolvido. Tal como os médicos, ele achava que tudo deveria estar relacionado com alguma tensão dos nervos das costas. O motivo pelo qual se preocupava tanto com a perna era a possibilidade de cair, uma vez que seu emprego exigia que ele ficasse em pé durante longos períodos. Tudo ficava na mais perfeita ordem enquanto ele estivesse se movimentando, mas bastava que parasse por alguns instantes para que a perna dormisse. Ele queria saber se eu poderia ajudá-lo.

Durante a primeira sessão, passei as mãos sobre as costas dele, mas não achei nada de errado. Por isso, na semana seguinte, perguntei se ele já sofrera algum acidente, e foi então que fiquei sabendo do acidente nos Alpes. Duas coisas não me saíam da mente: Primeiro, ele estava nas encostas havia apenas quinze minutos quando o acidente ocorreu; segundo, quando ficava parado por uns dez minutos, sua perna dormia. Eu lhe pedi que observasse, durante a semana seguinte, exatamente durante quanto tempo precisava ficar parado para que a perna dormisse. Na semana seguinte, ele me disse que, em todas as vezes, o problema começava depois de doze minutos.

Eu então lhe disse que seu acidente devia ter acontecido uns treze minutos depois de ele estar na encosta, e que a dor fora tão terrível, que seu subconsciente registrara com precisão exatamente quanto tempo ele passara parado e em pé antes de a dor forte começar. Para garantir que a dolorosa experiência não se repetisse, todas as vezes que ele ficava parado durante doze minutos, seu subconsciente entrava em ação e simplesmente eliminava todas as sensações naquela perna. A verdade era que não havia nenhum problema com a sua perna; tudo era apenas resultado de uma atitude excessivamente protetora do seu subconsciente. Assim que o subconsciente conseguiu transmitir a mensagem para a consciência lógica, terminou sua obrigação de controlar o tempo em que ele ficava parado, e nunca mais ele teve problemas na perna. Portanto, pode-se concluir que para curar, o agente também tem que se manter sintonizado com os pensamentos mais profundos das outras pessoas e a usar sua intuição para decodificar os sintomas que elas apresentam.

Dor traumática

Conforme já expliquei, a dor psicossomática também pode ser sintoma de um trauma, se bem que o agente da cura precisa ter uma grande consciência e uma profunda compreensão espiritual para reconhecer isso.

Eu me lembro que a primeira vez em que percebi que a dor era sintoma de uma trauma foi durante uma de minhas palestras. Tudo estava indo muito bem. O período de uma hora que eu reservara para debate tinha se prolongado por um tempo três vezes maior.

No final da palestra, uma senhora me procurou e perguntou se eu poderia fazer alguma coisa com relação às dores que ela sentia nas costas. Ela devia ter uns 35 anos e era óbvio que sofria de dores fortes e agudas da metade das costas para baixo. Coloquei minhas mãos sobre a área da dor e ela imediatamente começou a se curvar para a frente. Em seguida, ela se contorceu e inclinou o corpo para trás, tudo de maneira bastante involuntária. Depois de uns quinze minutos, seu corpo relaxou e ela disse que a dor tinha desaparecido. Era outubro e eu sabia que ela voltaria a me procurar na mesma época, no ano seguinte. Por isso, lhe entreguei meu cartão e disse: "Se precisar me ver outra vez, marque um horário." Nada ouvi a respeito dela até setembro do ano seguinte, quando me procurou na companhia do marido. Contou-me que não voltara a sentir dores nas costas desde aquele dia, em outubro do ano anterior, mas que há uma semana as dores tinham voltado. Pedi que ela se sentasse e, enquanto estava tratando de suas costas, lhe expliquei o que estava causando a dor.

Primeiro, perguntei se a dor surgia todos os anos durante o outono. Ela respondeu que sim. Já há vários anos a dor começava no outono, persistia durante todo o inverno, prolongando-se até a primavera. Para mim era óbvio que ela deveria ter sofrido algum acidente quando criança, ocorrido durante o outono, quando as folhas das árvores mudam de cor. Esse acidente, apesar de provavelmente não ter sido muito grave, criara uma sensação terrível de medo em sua mente. Seu subconsciente tinha reprimido a memória desse acidente, mas sempre que era outono, quando as árvores mudavam de cor, ele reagia enviando sinais de alerta para avisá-la de algum perigo iminente. E era isso que estava causando as dores que sentia nas costas.

Ela se mostrou bastante incrédula, dizendo que adorava as cores do outono e que não conseguia se lembrar de nada que lhe pudesse ter causado tanto medo. Prometeu, no entanto, perguntar ao seu pai quando o visitasse, uma vez que a mãe já morrera havia algum tempo. Algumas horas depois, ela me telefonou contando a história completa da qual seu pai se recordava com todos os detalhes. Quando ela tinha dois ou três anos, a família visitara o Castelo de Windsor e seu pai a colocara de pé sobre o parapeito para que pudesse ver melhor a paisagem maravilhosa, tingida por todas as nuanças douradas do outono. Por apenas um segundo, seu pai se virara para o outro lado, para dizer alguma coisa à sua mãe, e soltara a mão dela. Naquele instante, ela tropeçou e caiu do parapeito.

Agindo por puro instinto, seu pai a agarrou no instante em que ela caía, segurando-a pelos cabelos e pela gola do casaco. Ela estava branca como um fantasma. Suponho que a aparência do pai também não estivesse muito boa — ele deve ter ficado verde. A filha também perdera a fala. Ela foi levada a um médico, que recomendou que a família não comentasse o acidente, na esperança de que, se o fato e o medo fossem esquecidos, sua voz voltaria ao normal, o que realmente ocorreu alguns dias depois.

Mas a lembrança de tudo aquilo continuava presente no subconsciente dela, alertando-a para tomar mais cuidado no outono, justamente quando as folhas das árvores estavam mudando de cor. A dor era seu subconsciente avisando que o outono chegara e que e ela deveria tomar muito cuidado. A dor nas costas deve ter sido causada por ocasião da queda, apesar de os problemas físicos terem desaparecido há muito tempo. Felizmente, ela sempre resistira à idéia de fazer uma operação, que não teria surtido nenhum efeito e que certamente não a teria livrado dessa dor psicossomática. Depois de o acidente ter sido trazido à sua consciência lógica, ela não teve mais nenhum problema.

Outro ponto deve ser esclarecido aqui. Se houvesse algum tipo de trauma emocional, baseado num sentimento de culpa, mesmo injustificado, não teria sido tão fácil resolver o problema. Esse tipo de cura direta só funciona quando o problema é puramente físico. Se a culpa ou outras emoções baseadas no medo estivessem envolvidas, teria sido necessário fazer com que a paciente vivenciasse o acontecimento como uma lembrança física, emocional ou mental. A cura então liberaria automaticamente os detalhes reprimidos, caso houvesse necessidade, se bem que talvez fosse preciso muitas sessões antes de se atingir esse resultado.

Câncer

Suponho que dentre todos os problemas de saúde, o câncer seja o mais temido pela maioria das pessoas, por dois motivos principais. Em primeiro lugar, porque ele invariavelmente é considerado fatal e, em segundo lugar, porque a agonia que os moribundos são obrigados a suportar fizeram com que até mesmo seu nome se tornasse um tabu. Isso não ajuda muito, uma vez que freqüentemente o câncer é causado por um problema emocional ou por um trauma, que, aliás, também não são discutidos, já que não se costuma associar as dificuldades do passado com os problemas de saúde do presente. É isso o que percebo quando explico a um paciente o que está provocando seu problema e digo como iremos resolver tudo, desde que ele comece imediatamente a relaxar. A ignorância, a falta de conhecimentos, é a maior de todas as causas do medo, e o medo sempre dá origem à dor.

Normalmente, o câncer não se origina de uma doença ou de algum distúrbio genético, mas sim de uma célula normal do corpo que retorna ao seu estado primitivo, ou, mais exatamente, não se desenvolve para transformar-se numa célula especializada como, por exemplo, uma célula hepática ou sanguínea. Mas isso, em si, não deveria ser um problema. Essa célula diferente, uma entre milhões de outras, não tendo alguma característica especial que lhe forneça um motivo para existir, geralmente é eliminada pelo sistema de defesa do próprio corpo. Mas, às vezes, o corpo permite que essas células cresçam, e, quanto mais simples o tipo de célula, tanto mais rapidamente ela se multiplica e tanto mais difícil se torna o tratamento. O subconsciente usa essas células não especializadas para manifestar sintomas de mal-estar.

Um tumor é diferente de um câncer, pois uma célula de tumor não difere muito da célula da qual ela se originou. Por conservar sua especialização, sua multiplicação é mais lenta, o que torna mais fácil lidar com o problema e também diminuem as possibilidades de essas células se deslocarem e se estabelecerem em alguma outra parte do corpo. As células do câncer, sendo muito simples, multiplicam-se tão depressa e de forma tão desordenada, que, para crescerem, requerem do corpo doses muito maiores de nutrientes do que as exigidas para células normais, cuja multiplicação é cuidadosamente controlada. Além disso, a expansão devastadora e descontrolada das células de câncer também significa que elas não se preocupam com a proporção do corpo que invadem e conquistam. Elas se espalham tão rapidamente que, quando não são tratadas, acabam consumindo todas as substâncias nutritivas do corpo, enfraquecendo-o e levando-o à morte.

A visão de um médico a respeito de como o câncer deve ser tratado varia consideravelmente da visão de um agente da cura. O médico, com todas as armas de guerra à sua disposição, prefere a abordagem "agressiva". Ele acredita que a única maneira de lidar com o câncer é eliminá-lo por meio de cirurgia, envenená-lo com drogas ou explodi-lo com raios X. No entanto, apesar de já ter-se passado mais de sessenta anos, os médicos ainda não venceram essa guerra ou sequer chegaram perto de derrotar o câncer. E muitas vezes o tratamento acaba sendo mais prejudicial do que o próprio inimigo. Os agentes da cura também não podem se vangloriar de grandes progressos, apesar de os nossos sucessos provavelmente empatarem com os da medicina ortodoxa. Mas, pelo menos, não aumentamos ainda mais as dores e as humilhações causadas por essa doença.

Os agentes da cura lutam contra esse problema com a ajuda do paciente. Ao contrário do que ocorre na medicina ortodoxa, que considera o envolvimento do paciente quase como uma intromissão em assuntos que não lhe dizem respeito, os agentes da cura não podem sequer iniciar seu trabalho sem a cooperação do paciente. O paciente, afinal de contas, o espírito dentro do corpo, é o único que irá vencer ou perder essa batalha. É ele quem mais tem a ganhar ou a perder. Conseqüentemente, como os pacientes estão em comunicação direta com o exército transformado de células idiotificadas, são eles que terão de enfrentá-lo, de se comunicar com ele, de dissuadi-lo quanto a continuar avançando cada vez mais e, posteriormente, de persuadi-lo a mudar de rota, transformando-se em células especializadas. E para fazer tudo isso, os pacientes precisam se comunicar com o comandante desse exército, o subconsciente. O agente da cura ajuda, orienta e dá forças ao paciente para que ele possa retomar o controle completo sobre seu próprio corpo.

É evidente que muito depende de se saber exatamente qual foi a causa inicial que levou a célula a "ficar sozinha" e, neste ponto, voltamos aos sintomas psicossomáticos. É a causa que precisa ser eliminada, não os sintomas. Tenho certeza absoluta de que muitas das causas do câncer começam com um trauma. Eu me recordo claramente de uma mulher que achava que iria morrer de câncer porque seu marido a tinha abandonado. Ela estava convencida de que, caso desenvolvesse o câncer, ele voltaria para ela. Seu câncer se desenvolveu depois de ele a deixar, e ela me disse com toda a franqueza que não tinha mais motivos para viver, a não ser que o marido voltasse. Infelizmente, ele não voltou e não houve tratamento, ortodoxo ou não, que fizesse a menor diferença nas condições dela. Nossa cura conseguiu eliminar sua dor, ou seja, a dor física; mas nada era capaz de atingir a dor que existia em sua alma.

Costumo tratar muitos pacientes com câncer todos os anos e não afirmo que consegui realizar milagres, se bem que, na maioria dos casos, consigo aliviar as dores. Os pacientes são então capazes de passar dos seus corpos para um mundo mais tranqüilo, livres de medo e da terrível humilhação sofrida por um corpo entupido de drogas.

O câncer causado por traumas emocionais ou por atitudes negativas são de abordagem extremamente difícil. Como agente da cura, o melhor que posso esperar, até que a causa do trauma seja identificada, é aliviar as dores e os medos, criando uma sensação de tranqüilidade para o paciente. A não ser que o trauma emocional oculto possa ser identificado e trazido do subconsciente para a consciência lógica, só se consegue, com um tratamento regular, manter o paciente estável, nem melhorando e nem piorando. Enquanto o conflito emocional interior não for resolvido, haverá pouca probabilidade de cura.

Deixar de dar valor a si mesmo

Uma mulher de quase cinqüenta anos me procurou para um tratamento. Ela já se submetera a uma mastectomia três anos antes e agora estava enfrentando problemas secundários. O câncer chegava nos pulmões; ou melhor, recomeçara nesse local. Como acontece com a maioria das pessoas nas condições dela, ela perdera muito peso, pois as células malignas têm um apetite insaciável e não permitem que o restante do corpo absorva os elementos nutritivos dos alimentos.

Nesses casos, eu sempre recomendo que o paciente inicie imediatamente uma dieta com doses elevadas de glicose rica em vitamina C, tomando cerca de cinco colheres de sobremesa por dia. O motivo para esse aumento da glicose é simplesmente o seguinte: a não ser que se forneça mais energia do que a consumida pelas células cancerígenas, o corpo fica debilitado e perde sua capacidade de luta. Eu também recomendo a vitamina C porque há algumas evidências de que, em doses elevadas, ela desacelera o crescimento das células malignas. Qualquer coisa capaz de fazer isso, principalmente não causando dependência e não sendo uma substância química nociva, representa uma ajuda valiosa.

Aliás, eu gostaria de enfatizar que me recuso a tratar de pacientes que não estejam sendo supervisionados por um médico, ou que se recusem a informar seu médico que estão me procurando e o que estou fazendo. Eu tenho sorte, pois muitos médicos me recomendam aos seus pacientes.

Mas voltando ao caso da mulher com câncer no pulmão, seu problema era de origem emotiva. Ela fora criada numa família de rígida formação religiosa, na qual qualquer tipo de relação sexual fora do casamento era proibida. Para garantir a obediência, sua religião afirmava que qualquer relação extraconjugal era ruim aos olhos de Deus e que todos o que faziam isso seriam amaldiçoados para toda a eternidade.

Infelizmente, essa mulher não teve um bom casamento, e, num momento de necessidade, ocorrido muitos anos antes, tivera um profundo envolvimento emocional e físico com outro homem. Esse relacionamento permaneceu em segredo durante cerca de um ano. Posteriormente, o motivo que a levara a procurar amor fora do casamento foi superado e ela continuou durante muitos anos feliz em seu casamento. No entanto, as lembranças dessa antiga transgressão não a deixavam; pelo contrário, elas a perseguiam cada vez mais, até que acabou acossada pelo sentimento de culpa.

A mulher tinha certeza de que pecara. Embora, até certo ponto, eu tenha conseguido convencê-la que ela certamente não fora amaldiçoada nem esquecida por Deus, ela não conseguiu superar a idéia de ter pecado contra sua própria integridade. Essa era a causa principal do seu câncer; inconscientemente, ela estava se autoflagelando. Ela fora uma bela mulher, que agora se considerava feia, por causa da sua transgressão. Nenhuma conversa, nenhum tipo de persuasão, nenhuma forma de amor ou de cura seria capaz de impedir que essa mulher se destruísse por causa de um sentimento de culpa.

Todos os anos, vejo muitos casos de câncer de mama e quase todas as mulheres afetadas têm algo em comum — não valorizam a si mesmas, sentem que perderam sua razão de existir. Para algumas, isso é causado pelo fato de terem se aposentado de um cargo que ocuparam durante muito anos. Para outras, são os filhos que cresceram e deixaram de precisar da presença materna. Seus maridos estão totalmente absortos na sua vida social particular, ou em intensas atividades profissionais, fazendo com que elas acreditem que já não têm utilidade para a família; os sintomas do câncer de mama se tornam então uma espécie de grito, uma busca pela finalidade na vida. A não ser que a causa seja encontrada e enfrentada, o subconsciente muitas vezes continua sua batalha por atenção, provocando efeitos secundários. Outras mulheres se sentem culpadas por terem se mudado para longe dos pais, achando que os abandonaram.

Recentemente, fui procurado por uma mulher que, muitos anos antes, se submetera a uma mastectomia. Quando o câncer apareceu no outro seio, ela se submeteu a uma nova cirurgia. Seu subconsciente começou então a gerar efeitos secundários nos pulmões e nos ossos. Nessa altura dos acontecimentos, ela veio me procurar. Por ocasião de sua segunda visita, tivemos uma longa conversa e descobri que pouco antes do seu primeiro câncer de mama, ela se mudara para outra região do país, bem longe de onde moravam os pais. Ela se sentira muito infeliz com essa situação, mas o trabalho do marido exigia essa transferência do casal. O câncer apareceu pela segunda vez imediatamente antes de sua filha de vinte anos sair de casa para estudar no exterior. Ela tinha agora a impressão de que perdera tudo. Dessa vez, seu subconsciente resolveu reclamar.

Tinha-se chegado a um ponto em que os médicos nada mais podiam fazer. Quando lhe expliquei a situação e ela compreendeu o papel que desempenhara no desenvolvimento do seu câncer, e também que nem tudo estava perdido, ela imediatamente começou a apresentar sinais de recuperação. Só o tempo poderá nos dizer se ela realmente conseguiu ou não se adaptar à nova situação. Mas, como ela mesma disse: "Acima de tudo, consegui compreender agora que ainda há esperança. Eu sou minha própria cura."

Eu já tive muito sucesso com pessoas que me procuraram com câncer quando tudo parecia estar perdido e todas costumam dizer a mesma coisa: "Você me deu esperanças num momento em que ninguém estava conseguindo me fazer enxergar um motivo para viver."

Medo

Evidentemente, nem todos os casos de câncer de mama são causados por um sentimento de rejeição ou de falta de valor. Eu me lembro de uma jovem, da qual tiraram um tumor cancerígeno do seio. Tudo parecia ter corrido da melhor maneira possível e não havia qualquer motivo para se supor que ela teria algum problema futuro. No entanto, pouco depois do tratamento, células cancerígenas foram encontradas em suas glândulas linfáticas. Os médicos não conseguiam encontrar explicação para isso, principalmente pelo fato de que ela tinha apenas 28 anos de idade, estava prestes a se casar e tinha todos os motivos para esperar que a vida lhe sorrisse.

Entretanto, emoções mais profundas acabaram vindo à tona, como freqüentemente ocorre nas sessões de cura espiritual. Ela me contou que já morava com seu namorado havia vários anos e que ele queria se casar com ela desde o início. Ela se recusara, alegando que precisaria de mais tempo para ter certeza. Mais tarde postergou novamente o casamento devido à necessidade de economizarem para comprar uma casa própria. Resumindo, ela sempre arranjava uma desculpa para adiar o casamento. Ela achava que o verdadeiro motivo para esses adiamentos, apesar de nunca ter pensado nisso detidamente, era temer que não conseguiria dar conta de mais essa responsabilidade. Mergulhando mais fundo, chegamos à conclusão de que ela realmente morria de medo da idéia de se tornar responsável por uma família.

A possibilidade de ter filhos a apavorava a tal ponto que, quando seu subconsciente percebeu que não havia mais pretextos para adiar o casamento, lhe forneceu outra desculpa para a postergação: o câncer. Como seu medo estava relacionado com filhos e com a amamentação, o sinal do seu medo ocorreu nos seios. Os médicos trataram os sintomas físicos por meios cirúrgicos, mas nada tinham feito para eliminar a causa básica. E assim, o subconsciente dela simplesmente criou outro conjunto de sintomas produzindo mais células cancerígenas, desta vez no sistema linfático do mesmo seio. Os médicos poderiam ter continuado tratando dos sintomas durante o tempo que o corpo suportasse esse tipo de agressão, mas o subconsciente continuaria tentando transmitir sua mensagem, gerando células cancerígenas secundárias, até que a mensagem fosse decodificada e reconhecida.

Assim que ela percebeu que seus medos não-expressos eram a causa básica do câncer, o problema desapareceu. O casamento foi adiado, mas só até que o seu medo de ter filhos e de ser responsável por eles pudesse ser devidamente enfrentado.

Fatalismo

Outro caso bastante interessante envolveu um homem de aproximadamente 45 anos. Cerca de um ano antes de me procurar, os médicos tinham diagnosticado um câncer em seu pulmão. Ele me procurou, como tantos outros, não por acreditar na cura, mas por não haver mais possibilidade de ajuda. Os médicos já tinham feito tudo o que podiam, e, por algum motivo, ele não podia ser submetido à radioterapia ou à quimioterapia. Após ser informado de que teria mais uns três meses de vida, ele me procurou, não por achar que uma sessão de cura espiritual pudesse ajudar, mas, sobretudo, porque sua esposa insistiu.

Eu nunca consegui descobrir a causa original do câncer desse homem, mas de uma coisa eu tinha certeza: a não ser que eu o convencesse de que ele poderia viver além do prazo de três meses estabelecido pelos médicos, essa profecia acabaria se concretizando. Foram necessárias algumas semanas para que eu o conhecesse mais e, durante esse tempo, eu o mantive relativamente bem com o tratamento habitual, baseado em glicose e nas energias de cura. Quando reuni todas as informações sobre sua vida das quais necessitava, comecei. Minha meta estava totalmente voltada para modificar a atitude básica dele. Vamos chamá-lo de John e nossa conversa, reproduzida de modo mais ou menos fiel, foi a seguinte:

"Você nunca foi muito inteligente quando jovem, não é?"

"Não, eu realmente nunca me destaquei pela inteligência", respondeu ele.

Ele concordou que seus pais não esperavam que ele obtivesse grande êxito na escola, de maneira que não chegou a deixá-los desapontados.

Depois, quando começou a trabalhar, ninguém esperava um desempenho excepcional dele, de modo que não ficaram surpresos com sua mediocridade. Durante toda a sua vida, ele sempre fizera o que os outros previam. Seu problema estava no fato de não gostar de desapontar as pessoas e também de não querer chamar a atenção. Uma vez mais, ninguém ficou surpreso com os problemas que causou à família ficando doente. A essa altura, resolvi confrontá-lo diretamente com a situação.

"Na verdade, John", disse eu, "você sempre prefere concordar com os outros, você sempre procura escapar de qualquer tipo de discussão. Isso chega ao ponto de você estar disposto a concordar com os médicos quando eles lhe dizem que você tem apenas mais umas dez semanas de vida, certo?"

Depois de uma longa pausa, ele finalmente respondeu: "Eu não estou disposto a morrer apenas para que os médicos possam afirmar que estavam com a razão."

Eu tornei a desafiá-lo. "Mas é justamente isso o que eles esperam que você faça, e você sempre fez o que o outros esperavam que fizesse."

Depois de outra pausa, ele respondeu, com raiva na voz: "Neste caso, eu vou deixar algumas pessoas muito irritadas, porque simplesmente não vou morrer para agradá-las."

O câncer de John regrediu, e ele levou uma vida boa e saudável por mais dois anos. Depois disso, ele sofreu um choque emocional não relacionado com sua família e o câncer voltou. E desta vez, infelizmente, ele não foi capaz de reagir com a vontade de viver.

Como ele e como outras pessoas me disseram: "O melhor que você fez por mim foi me obrigar a reconhecer que eu poderia derrotar a doença, que o meu corpo e a sua conservação estão sob o meu controle." Infelizmente, os médicos não são treinados para pensar dessa maneira. Eles sempre acham que o corpo está sob o controle *deles* e quando fracassam, acabam fazendo suas vítimas acreditarem que nada mais pode ser feito.

Resultados positivos

Conforme já disse, apenas alguns casos de câncer têm causas emocionais. No entanto, muito sofrimento poderia ser evitado se se pensasse um pouco mais na possibilidade de tratar o trauma subjacente antes de usar sofisticadas tecnologias químicas e cirúrgicas como formas de cura.

Até mesmo os casos de câncer que não parecem ter uma causa emocional muitas vezes reagem positivamente a uma simples imposição das mãos, sem nenhum outro tipo de ajuda da medicina tradicional. Esse foi o caso de uma mulher que me pediu ajuda com relação a um tumor cancerígeno no topo da sua cabeça. Tudo começara alguns meses antes, e quando ela me procurou, o tumor no seu couro cabeludo estava com uns dois centímetros de largura e com quase um centímetro de altura.

Normalmente, trato apenas de pacientes com problemas como o câncer quando eles já estão sob cuidados médicos ou quando concordam em procurar a medicina ortodoxa logo depois de me visitar. Essa mulher, porém, tinha certa fobia com relação a médicos, ou melhor, com relação a médicos e ao câncer, de maneira que concordei em vê-la por três dias consecutivos durante sessões de meia hora de duração. Aparentemente, não havia nenhum motivo para conversarmos sobre seu caso, de modo que imediatamente comecei o procedimento de cura, colocando os dedos centrais da minha mão esquerda sobre o tecido cancerígeno. Cada sessão de cura durou uns vinte minutos.

Na manhã depois da terceira visita, ela me telefonou dizendo que o tal tecido cancerígeno tinha simplesmente se desprendido da sua cabeça durante a madrugada. Depois disso, eu voltei a vê-la outra vez e pude constatar que nada restava a não ser uma pequena depressão no local onde antes estava o tumor. Alguns meses depois, tudo voltou ao normal. Já tive a oportunidade de tratar de vários casos de câncer de pele e, na maioria deles, a cura espiritual surtiu efeitos benéficos.

É muito raro curar casos de câncer interno. Mas há casos que, graças a uma grande coragem da pessoa e a uma boa dose de determinação, acabam confundindo todas as leis da medicina e da biologia. Um desses episódios ocorreu com uma mulher de setenta anos, que eu jamais serei capaz de esquecer. Ela me procurou com a aprovação do seu médico. Ela tinha câncer no estômago e, do ponto de vista dos médicos, nada mais poderia ser feito. A partir do dia em que ela me procurou e iniciou suas visitas semanais, essa mulher nunca mais sentiu dores, tanto que se recusou a tomar todos os analgésicos que lhe eram oferecidos, afirmando categoricamente que não tinha necessidade deles.

Ela me visitou pela primeira vez em outubro e seu câncer já se encontrava num estágio bastante avançado. Ninguém acreditava que ela conseguisse sobreviver até o Natal. Nós conversamos muito a respeito da vida e de como se passa deste mundo para o próximo e eu lhe disse, como digo a todos que me procuram, que não poderia fazer nenhum tipo de promessa. Mas ela acabou conseguindo que eu lhe prometesse uma coisa: que eu a mantivesse viva até depois do casamento de sua neta, programado para setembro do ano seguinte.

Apesar de todas as previsões contrárias, ela conseguiu atingir sua meta, e pode ser vista nas fotos do casamento sem a ajuda de nenhuma bengala. Uma ou duas semanas depois da cerimônia, ela foi internada num hospital e, na segunda noite, morreu tranqüilamente, enquanto dormia. Sem medo, sem dores, sem drogas.

— 6 —

Programação

Hipnose

A esta altura, muitos dos leitores devem ter percebido que sempre há um considerável elemento de hipnose na cura. No entanto, poucos dos agentes da cura com os quais conversei estão dispostos a admitir isso. Eles preferem que tudo tenha algum significado místico ou espiritual mais profundo. Apesar de realmente haver um lado espiritual mais profundo na cura, devemos enfrentar o fato de que os agentes da cura e os hipnotizadores, ou melhor, os hipnoterapeutas têm muitas coisas em comum. A única diferença entre eles é que um sabe disso e o outro não sabe. O hipnotizador permanece principalmente no campo dos problemas emocionais, não se preocupando muito com sua capacidade como agente da cura. E este, sentindo-se diminuído quando alguém sugere que ele provavelmente está usando a hipnose, recusa-se a aceitar os benefícios que poderia encontrar nisso, caso não fosse tão convencido.

Franz Anton Mesmer, nascido em 1734, na Áustria, deu origem à palavra "mesmerismo", uma versão anterior da arte bem mais complexa da hipnose. Mesmer acreditava em muitas das coisas mencionadas neste livro. De certo modo, ele também foi um dos primeiros agentes da cura. Costumava dar passes com as mãos, exatamente como muitos agentes da cura, apesar de nunca ter usado a palavra "espiritual". Para ele, todo tipo de cura era de origem física ou mental, e foi Mesmer que acrescentou a expressão "magnetismo animal" ao mundo da medicina.

Apesar de ele ter-se formado em dois cursos universitários, medicina e filosofia, seus colegas recebiam com hostilidade a maior parte de suas teorias. (Transcorridos dois séculos e meio após seu nascimento, as coisas não mudaram muito; os cientistas e os acadêmicos continuam tendo uma forte tendência ao ceticismo.) Mesmer acreditava que existia um campo biomagnético em torno do corpo, e, usando ímãs, ele foi capaz de demonstrar uma lista impressionante de curas, incluindo casos de epilepsia, de histeria e de depressão. Seu método consistia em usar ímãs com formato de ferradura no corpo do paciente — na planta dos pés e no peito. Ele acreditava na existência de um campo magnético em torno do corpo, e que qualquer interferência nesse fluxo poderia prejudicar ou beneficiar a saúde mental ou física. Desiludido pelas críticas recebidas por parte de colegas de profissão, que usaram o fato de ele ser incapaz de curar uma jovem cega com os ímãs como prova de charlatanismo, ele decidiu se mudar para Paris.

Na capital francesa, usou um equipamento que, basicamente, era uma banheira com água magnetizada. As pessoas se sentavam em torno dessa banheira segurando-se pelas mãos, enquanto Mesmer caminhava em volta, passando as mãos sobre elas e fixando-as com seus olhos penetrantes — provavelmente o primeiro exemplo de terapia em grupo. Isso ocorreu por volta de 1780, muito tempo antes de as modernas teorias da bioquímica ou da biofísica se tornarem conhecidas. Mesmo assim, se compararmos as práticas dele com os modernos métodos de cura e com as teorias referentes aos campos eletromagnéticos, somos obrigados a reconhecer que ele conseguiu chegar bastante perto.

Seu sucesso foi tão grande que posteriormente passou a tratar de até uma centena de pessoas ao mesmo tempo, num estranho tipo de terapia de grupo, em que os participantes tinham de segurar uma corda amarrada a uma árvore. Muitas dessas pessoas afirmaram que tinham sido curadas ou que tinham melhorado muito. Posteriormente, ele fundou a Sociedade da Harmonia (uma precursora inspirada da Associação Médica Holística, formada dois séculos depois). Mas os praticantes da medicina ortodoxa não lhe deram trégua e qualquer pessoa que tivesse contato com ele, ou com suas teorias, acabava sendo proibida de exercer a profissão médica. Esse ponto de vista estúpido certamente fez com que a arte da cura sofresse um atraso de duzentos anos.

Só nos últimos tempos é que a cura passou a ser aceita como o que realmente é, ou seja, uma oportunidade para que a população se ajude mutuamente a conseguir um melhor estado de saúde. Com a imposição das mãos, o agente da cura influencia o campo eletromagnético em torno da pessoa que está sendo tratada. Não há a menor dúvida quanto a isso. Todos afetamos ou somos afetados pelas pessoas com as quais entramos em contato. Se nosso pensamento for suficientemente forte ou se já existir um laço de harmonia, podemos afetar outras pessoas que estejam bastante distantes de nós. Se uma idéia tem méritos e se ela for valiosa para a sociedade, mais cedo ou mais tarde, pouco importando o que os adversários possam dizer ou fazer, ela acaba conseguindo se impor. Foi o que aconteceu com a arte da cura e com muitas outras terapias.

Mas, voltando ao assunto inicial: o que é o estado hipnótico? Ninguém sabe responder com exatidão, a não ser dizendo que, por algum motivo, a mente lógica e consciente permanece, permitindo que sugestões sejam recebidas e programadas na mente subconsciente, sem antes passarem pelo crivo da análise crítica. Qualquer coisa sugerida ao subconsciente, quando ele não está sendo policiado pela consciência desperta e lógica, será recebida e aceita sem nenhuma restrição, gravada e colocada em ação quando a situação assim o exigir. O estado hipnótico é provocado quando alguém dotado de um forte campo eletromagnético neutraliza o campo de outra pessoa, com a permissão dela, suspendendo assim os processos do raciocínio lógico.

Em seu livro *The Body Electric*, o dr. Robert O. Becker fala sobre um médico norte-americano que utiliza a hipnose para controlar a dor dos seus pacientes. Esse médico conseguiu demonstrar que os potenciais negativos da cabeça se tornam menos negativos à medida que o paciente mergulha cada vez mais no estado de transe. Na verdade, afirma ele, o potencial pode cair para zero se a corrente invertida for suficientemente forte. É interessante observar que é exatamente isso o que ocorre durante a anestesia. Portanto, basicamente, há poucas diferenças entre a anestesia hipnótica e a anestesia química. Nos dois casos, potenciais negativos nas extremidades enfraquecem ou desaparecem à medida que a anestesia faz efeito. No caso de uma anestesia profunda, os potenciais são inteiramente invertidos.

O dr. Becker nos conta que, quando o médico utilizou a hipnose para controlar a dor no braço de um de seus pacientes, o potencial desse braço se inverteu, exatamente como aconteceria se o paciente recebesse uma injeção de procaína. Ele também constatou que, quando o paciente estava desperto, a concentração no braço aumentava a dor à medida que o potencial se tornava mais negativo. Segundo ele, esse fato demonstra de forma bastante clara que a hipnose realmente bloqueia a dor e não apenas impede que o paciente reaja a ela. Isso prova que o cérebro é capaz de eliminar a dor, alterando os potenciais de corrente direta do corpo.

Sugestionabilidade

Sei que tudo isso parece muito técnico e que este livro não deveria ser assim. No entanto, acredito que seja importante enfatizar as semelhanças entre o estado hipnótico, a cura e a anestesia química. Todos geram idênticos potenciais cerebrais alterados. As pessoas precisam ter sempre isso em mente, principalmente aquelas que trabalham com pacientes anestesiados ou em processo de cura.

O hipnotizador sabe que qualquer coisa que ele disser ao paciente hipnotizado será aceito sem críticas pelo subconsciente; mas outros profissionais nem sempre percebem isso. Conversas tolas na sala de cirurgias ou no centro de terapia, antes de o paciente ter voltado da anestesia, podem ser extremamente prejudiciais. Os pacientes anestesiados agem de acordo com as informações recebidas pelo seu subconsciente. Portanto, deve-se sempre ter em mente que o paciente, mesmo quando parece estar adormecido ou anestesiado, está com o subconsciente "ligado", registrando literalmente tudo o que ouve. Por esse motivo, os comentários feitos durante um trabalho de cura ou enquanto se cuida de um paciente devem sempre ser positivos. Esta é uma importante maneira de se aumentar a sugestionabilidade do potencial de autocura de um paciente.

E o que se pode dizer a respeito dos agentes da cura? Eles têm plena consciência, ou deveriam ter, de que estão influenciando o campo eletromagnético do cliente. Mas acredito que muitos deles não sabem como estão fazendo isso ou que tipo de efeito o campo eletromagnético mais forte deles terá sobre o da pessoa que querem ajudar. Já tive oportunidade de ver agentes da cura colocando as mãos sobre a testa dos pacientes, fazendo-os mergulhar num profundo estado de relaxamento. E qualquer pessoa que já tenha se submetido a uma sessão de cura pode dizer o quanto ela pode ser relaxante. Sabe-se que as pessoas que têm fé, ou seja, que esperam se beneficiar da cura, conseguem obter resultados positivos. E as pessoas que não tem fé, não encontram benefício nenhum.

Isso nada tem a ver com o que normalmente chamamos de "benefício psicológico". O benefício conseguido é muito real, pois, durante a sessão de cura, o agente da cura realmente reduz a corrente direta que passa pelo cérebro do paciente, provocando um estado alterado de consciência (o mesmo estado que atingimos pouco antes de adormecermos). O agente de cura induz um estado hipnótico no qual o paciente, que está esperando uma redução da dor ou a melhora de um problema físico ou emocional, acaba criando sua própria terapia de sugestão. O agente da cura ajuda o paciente a entrar num estado de hipnose suave (ocasionalmente, mais profunda). Depois disso, o paciente alimenta ele próprio seu subconsciente, suas expectativas e esperanças.

Trata-se do tratamento de saúde mais natural, básico e benéfico que conheço, desde que o agente da cura não faça comentários ou dê conselhos enquanto seu paciente está em estado hipnótico. Certa vez, ouvi um agente da cura dizer a um paciente que estava no final do tratamento de cura: "Você provavelmente terá problemas com esta mão pelo resto da vida." Acredito que os problemas realmente se tornaram realidade. O subconsciente do paciente certamente obedecerá uma sugestão formulada com tanta convicção. Mas eu sei de médicos que disseram coisas ainda mais agressivas a pacientes que estavam em estado de choque ao serem informados de que sofriam de câncer, por exemplo, ou enquanto se recuperavam de uma cirurgia.

Já ouvi agentes da cura dizendo a seus pacientes: "Isto provavelmente continuará doendo por mais alguns dias, mas na terça-feira já deve estar bom." E adivinhem o que aconteceu? O cliente acaba dizendo que o agente da cura estava absolutamente certo. Ele sentiu dores até se deitar na noite de segunda-feira, mas, quando acordou no dia seguinte, ela tinha desaparecido completamente. Como é que o agente da cura podia saber disso? Ele não sabia. Ele apenas introjetou a sugestão sem perceber o que estava fazendo. O fato de ele ter formulado essa frase fez com que ele estivesse certo. Eu sei disso, porque eu mesmo agi assim quando quis testar a teoria. Eu fiz comentários do tipo: "Você não sentirá dor alguma, a não ser na quinta-feira, dentro de quatro dias, quando a dor voltará por algumas horas e depois sumirá outra vez." E, acreditem, é maravilhoso para o ego ouvir na semana seguinte que você é brilhante porque tudo aconteceu exatamente como previu. Mas é claro que nada disso chega a ser uma novidade. Há dois mil anos, Jesus Cristo disse: "Foi a tua fé que te curou."

O uso da sugestionabilidade para melhorar a atitude de uma pessoa com relação à sua própria saúde geralmente faz parte do corpo de atividades do hipnoterapeuta. A maioria desses profissionais costuma tratar de problemas emocionais, mas um número cada vez maior está fazendo também curas físicas.

E qual é a posição dos médicos com relação a isso tudo? Eles têm uma grande responsabilidade, não apenas com relação ao tratamento que recomendam, mas também com relação às palavras que usam. Com bastante freqüência, suas palavras matam ou curam com mais eficácia do que a doença ou o tratamento. Quando uma pessoa é informada no consultório do médico que está com câncer, com esclerose múltipla ou com qualquer outra doença grave, ela imediatamente entra em estado de choque.

Muitas vezes, sem que haja nenhuma intenção nesse sentido, a pessoa é levada a se sentir insignificante, inferior ou apavorada diante de um médico de branco que usa frases incompreensíveis, numa linguagem totalmente estranha. O choque é tão forte, que a pessoa consegue captar apenas algumas palavras-chave, tais como "câncer", "sério" ou " três meses". Numa situação como essa, o paciente é induzido a um estado hipnótico, o que significa que a consciência lógica é contornada e as palavras-chave chegam diretamente ao subconsciente. O consciente lógico é "nocauteado" pela tensão provocada pelo medo e pelo choque. Nessas ocasiões, é impossível raciocinar de maneira lógica e, na medida em que o intelecto é desligado, as palavras-chave chegam diretamente à parte do cérebro que obedece instruções, ou seja, o subconsciente.

De modo involuntário, o médico está programando o computador do seu paciente para a autodestruição. Fazendo previsões a alguém que se encontra num estado hipnótico de choque, ele estará garantindo que essas previsões se concretizem. Depois de ter programado essa "bomba-relógio" com uma seqüência de comandos, sem deixar qualquer instrução para desativá-la, ele dá início a uma série de tratamentos que raramente têm sucesso e que sempre são terríveis, dolorosos, humilhantes e desumanos.

As palavras que os médicos usam nessas situações podem matar ou curar, podem causar medo ou tranqüilizar. Não pretendo insistir nesse ponto, apesar de ser um assunto no qual tenho convicções muito fortes. Prefiro simplesmente exemplificar o que quero dizer com um exemplo clássico.

Uma senhora me telefonou querendo marcar uma consulta na esperança de que eu pudesse curá-la da tensão nos ombros. Esse problema muitas vezes pode ser resolvido em questão de minutos, mas, às vezes, principalmente quando ele existe há muito tempo, pode exigir várias visitas. O caso dessa senhora foi um dos mais fáceis; depois de cinco minutos, ela não sentia mais problema nenhum nos ombros.

Como sua sessão durava meia hora, perguntei se ela tinha algum outro problema. Foi aí que notei a maneira estranha com que deixava pender o braço, apesar de eu ter acabado de tratar-lhe do ombro direito. Ela explicou que, uns três anos antes, sofrera um derrame sem muita gravidade, que deixara o braço paralisado. Na ocasião, ela tivera uma série de outros problemas, mas todos eles tinham sido, em parte, resolvidos. Apenas seu braço continuava inerte.

Peguei-lhe o braço doente e achei-o surpreendentemente leve para um membro paralisado. Num braço normal, sempre há corrente elétrica, e em torno dele forma-se um campo eletromagnético que compensa a força de gravidade. Depois de um derrame, quando os nervos são danificados e o fluxo da eletricidade para uma área é interrompido, essa região geralmente perde seu campo eletromagnético, dando a impressão de ser muito pesado. A leveza do seu braço indicava para mim que as funções nervosas estavam em ordem, e não havia razão para que ela não usasse o braço normalmente.

Por esse motivo, ergui com cuidado o braço inválido dessa senhora, reforçando seu campo eletromagnético com o meu próprio, e pedi que o mantivesse erguido, acima da cabeça. Em seguida, eu me sentei numa banqueta bem diante dela e, olhando-a nos olhos, eu lhe disse: "Agora, abaixe o braço." Ela obedeceu.

Continuando com o olhar fixo nos olhos dela, eu lhe pedi que levantasse o braço acima da cabeça, o que ela fez. Nesse momento, não pude deixar de sorrir. Uma expressão de incredulidade apareceu no rosto dela; ela se levantou e começou a dançar pela sala, balançando o braço no ar, afirmando que Deus realizara um milagre por meu intermédio, que eu realmente era um agente da cura espiritual. Então, comecei a me preocupar: imaginei centenas de pessoas com derrame me procurando em busca de curas milagrosas; minha casa transformada num santuário como o de Lourdes na França! Por isso, fiz questão de lhe explicar o que ocorrera.

Por ocasião do seu derrame, ela deve ter entrado num estado de choque, que a deixou incapaz de raciocinar, literalmente absorvendo tudo o que lhe dizia aquele homem autoritário e vestido de branco. E esse senhor, muito simpático, lhe dissera: "Você provavelmente nunca mais será capaz de usar este braço." Estando num estado hipnótico de choque, o subconsciente dela captara aquela frase como sendo uma ordem. E assim, mesmo quando o choque e os sintomas do derrame haviam passado há muito, seu subconsciente insistia em obedecer à instrução segundo a qual seu braço era inútil. Foi apenas quando alguém de mais autoridade, ou com mais poder mental, apareceu para dar uma ordem contrária, que ela passou a ser capaz de controlar outra vez seu braço. Esse não foi um caso isolado; tive muitos outros semelhantes.

Obviamente, se o derrame tivesse causado algum dano físico ao cérebro, eu não poderia ter resolvido o problema. Nos casos em que houve danos permanentes, sou incapaz de reverter a situação. É extremamente errado um agente da cura afirmar que conseguiu curas milagrosas através de seu poder ou do poder de Deus, quando nada disso realmente aconteceu. Tenho certeza absoluta de que todos os casos de cura conseguidos no santuário de Lourdes ocorreram porque a reputação da água santa foi mais poderosa do que a situação que causou a paralisia. Os que vão até Lourdes são curados pela sua própria fé, que acaba vencendo a crença hipnótica ou a sugestão inculcada em sua mente quando se encontravam em estado de choque. Curas semelhantes podem ser presenciadas em alguns serviços religiosos, quando a congregação está excitada ao ponto de apresentar um fervor hipnótico, momento em que várias doenças de ordem emocional ou geradas por estados de choque são curadas.

Mesmo correndo o risco de ser excomungado, apedrejado, queimado numa fogueira ou de sofrer os castigos atualmente em moda para os que questionam essas crenças, ouso afirmar categoricamente que Deus não escolhe curar uma pessoa ao mesmo tempo que deixa outra sem tratamento por causa de alguma diferença nas crenças religiosas. Já presenciei situações em que pessoas literalmente "se levantaram da cama e andaram", mas a única coisa que reivindico para mim é a capacidade de perceber e de sentir a necessidade interior dessas pessoas por amor e compreensão. É isso e apenas isso que me torna capaz de ajudar aos outros.

O trauma pode ser liberado em qualquer situação que eleva as emoções ao estágio da histeria. As reuniões religiosas ou evangélicas são situações típicas. Elas podem envolver muita gente, como as realizadas em grandes estádios esportivos; ou podem ocorrer em meio a pequenos grupos, onde, através de orações ou de música, cria-se um estado hipnótico ou de histeria, capaz de liberar o trauma em determinados tipos de pessoas. No momento dessa liberação, o subconsciente permite que a mente lógica volte a ter responsabilidade total pelo estado físico, curando assim as doenças e sintomas psicossomáticos. No entanto, há dois perigos nisso. O primeiro é que o trauma pode ser liberado apenas em parte, deixando a pessoa num estado de instabilidade emocional. O segundo perigo está no fato de que a congregação toda, ao atingir um estado de grande emoção, entra num estado hipnótico. Assim, ela fica muito vulnerável a sugestões feitas pelo líder responsável pelo culto. Essas são as condições perfeitas para uma "lavagem cerebral". Hitler era um grande mestre nessa arte.

Pastores e líderes religiosos perfeitamente inocentes (e outros, nem tão inocentes assim), causam danos incalculáveis a pessoas susceptíveis e imaturas, principalmente quando fazem julgamentos e outras declarações baseadas no medo. As doenças provocadas pelo medo provavelmente representam o maior de todos os fatores que afetam a saúde. Qualquer coisa ou pessoa que crie medo na mente de outros, seja lá por que motivo, é culpada por afetar negativamente a saúde dessas pessoas.

Fobias

Eu não faço nenhuma distinção entre fobia, depressão, tensão emocional ou alergias. Todas elas têm a mesma origem: os medos não liberados, frutos de emoções reprimidas, que, de uma forma ou de outra, continuam perseguindo suas vítimas até que sejam colocados para fora.

A fobia particular de Anne era o medo que tinha de penas e de plumas, a qual, para os que gostam de palavras difíceis, é conhecida como pterofobia. Fiquei de pé atrás de Anne e pedi que ela relaxasse durante um ou dois minutos. Depois, quando senti que a freqüência de suas ondas cerebrais baixara até o nível de mudança de estado, pedi que ela procurasse se lembrar da primeira vez que sentira medo de penas. O subconsciente dela imediatamente concordou em liberar os pensamentos de medo que estavam causando as emoções negativas. Ela começou a descrever com muitos detalhes uma ocasião em que foi levada, aos três anos de idade, para o interior de um prédio repleto de perus, que estavam sendo abatidos para o Natal. Descreveu a cena com muitos pormenores e do ponto de vista de uma garotinha. As penas estavam por toda parte, chegando até aos joelhos dela, flutuando no ar em torno do seu rosto; ela tinha a sensação de que estava sendo sufocada por todas aquelas penas. Anne também ficou apavorada com os perus que ainda estavam vivos e soltos, correndo de um lado para o outro; ela achou que eles a iriam atacar. Ela foi obrigada a vê-los correndo apavorados, sendo pegos e depois mortos de um modo bárbaro. E depois, penas, penas e mais penas. Os adultos riam dela, achando graça do medo que ela sentia. Ela então começou a gritar, e alguém lhe disse que estava se comportando como uma boba. Até que alguém acabou tendo dó dela e a levando para fora.

O subconsciente não teve muita dificuldade para reprimir essa lembrança, mas sempre que deparava com qualquer coisa semelhante a uma pena, ele começava a emitir sinais de pânico e de medo. Agora que o trauma de infância fora trazido à consciência, a mulher adulta pôde lidar com a experiência da menina. A lembrança foi colocada em sua devida perspectiva e não lhe causou mais problemas. Assim que a causa da fobia é lembrada e liberada, ela perde sua razão de ser.

Agorafobia

Outra fobia bastante comum, segundo minha experiência, é a agoragobia — o medo de espaços abertos. Uma paciente minha, Alice, nunca tivera qualquer sinal de fobia até que, já com mais de quarenta anos ela passou a notar que estava entrando em pânico todas as vezes que saia de casa ou que passava do interior de uma loja para a rua. Como tudo isso começou cerca de seis meses depois da morte do pai, supunha-se, de um modo geral, que o choque causado pela perda do ente querido era responsável por essas manifestações de medo intenso. A situação persistiu durante muitos anos, até que Alice veio bater na minha porta. Durante todo o tempo, ela se submetera a tratamentos, tomara remédios e fizera terapias, mas sem resultados. Como ela mesma disse, a fobia acabara totalmente com sua alegria de viver. Ela atingira um ponto em que se recusava a sair de casa para ir a qualquer lugar. Suas amigas tinham deixado de visitá-la e a situação estava afetando consideravelmente o casamento dela.

A grande dificuldade com os problemas emocionais está no fato de eles não poderem ser vistos. Portanto, a não ser que seus amigos e conhecidos também tenham passado por coisas desse tipo, dificilmente você encontrará muita simpatia. Os conselhos geralmente são do tipo "controle-se" ou "deixe de ser tola". No entanto, nada disso funciona, pois outra vez é o nosso velho amigo, o subconsciente, que está assumindo o controle das coisas. O subconsciente foi condicionado por experiências do passado e ele é imune ao raciocínio lógico.

Coloquei minhas mãos sobre a cabeça de Alice e fiz com que ela entrasse num estado de consciência alterada. Foram necessários apenas uns cinco minutos para que ela começasse a se lembrar da primeira vez que sentira medo nas ruas. Ela tinha quatro anos de idade e seu pai a levara para fazer compras na cidade vizinha. Por algum motivo, ela não ficara ao lado do pai e passou a caminhar sozinha pela rua. Tente imaginar como deve ter sido a situação para uma garota de quatro anos. O pavimento, as lojas, os carros, tudo muito maior do que é realmente para pessoas adultas. Depois, imagine a menina percebendo que está sozinha, perdida, numa rua grande, cercada de gente desconhecida e de expressões graves. É fácil descobrir que ela se sentiu insegura. Ela era tão pequena e estava cercada por gigantes. Via apenas pernas em volta dela. E também não podia calcular as distâncias, pois era impossível enxergar qualquer coisa além das pessoas.

É interessante notar que o primeiro pensamento que lhe ocorreu não foi "onde está meu pai?", mas sim "como é que eu vou comer, onde vou dormir, quem vai me colocar na cama?" Eu já notei em outras ocasiões, que pessoas capazes de relembrar seus traumas de infância raramente pensam primeiro nos seus pais; seus pensamentos quase sempre giram em torno da própria sobrevivência. Quando o pai de Alice finalmente a encontrou, ela estava em pânico. O medo que ela teve de enfrentar foi imenso. Obviamente, assim que seu pai a encontrou, o medo diminuiu, e ela levou uma boa bronca e recebeu um conselho: "Se você se perder de mim outra vez, fique do lado de dentro da porta." Depois, tudo foi esquecido. Mas não pelo nosso velho e sempre atento amigo, o subconsciente. Esse controlador sempre alerta e responsável pela nossa sobrevivência nunca se esquece de nada. E quando o pai de Alice morreu quatro décadas depois, o subconsciente dela lembrou com detalhes de tudo o que acontecera da última vez que estivera separada dele. Na ocasião, quando tinha quatro anos, Alice entrou em pânico e o subconsciente assimilou cuidadosamente uma série de instruções relacionadas com o incidente. As instruções eram simples: se eu perder meu pai, preciso ficar dentro da casa, caso contrário, entrarei em pânico.

O subconsciente não se preocupa nem um pouco com detalhes como a diferença de idade. Ele tem suas instruções. "Se eu ficar separada do meu pai, devo ficar dentro de casa." Quando o pai de Alice morreu e alguém lhe disse: "Sinto muito por você ter perdido seu pai", o subconsciente dela criou imediatamente um estado de pânico e continuou fazendo tudo o que podia para impedir que ela fosse a lugares ao ar livre, até que seu pai pudesse ser encontrado. Também nesse caso, quando a Alice adulta lembrou e compreendeu o incidente, seu subconsciente abriu mão da responsabilidade pela situação e sua fobia rapidamente desapareceu.

Já dissemos o bastante a respeito do tema de se ajudar outras pessoas a superar suas fobias. Mas o que acontece quando o próprio agente da cura tem uma fobia? As pessoas costumam pensar que o fato de uma pessoa ser um agente da cura automaticamente garante que ela nunca fique doente ou que, se isso acontecer, ela seja capaz de superar rapidamente o problema, tratando de si mesma. Infelizmente, as coisas não são tão simples. Eu gostaria que fossem. Quando minhas pernas doem ou quando sofro uma torção e sinto dor, é muito difícil pôr minhas próprias mãos sobre a região com problemas. E, de qualquer maneira, não posso afetar o meu nível de energia usando o meu próprio nível de energia. Em outras palavras, a cura física descrita em outras partes deste livro não é uma viabilidade prática. É por isso que uso a auto-hipnose para me curar.

Eu sei que isso parece algo muito difícil e complexo, mas é apenas uma forma de meditação. O que faço é sair do meu corpo num sentido espiritual e ficar me observando a distância (há mais detalhes a respeito disso na terceira parte deste livro). Dessa forma, sou capaz de enviar energias de cura para meu corpo "distante". É muito eficiente. O truque, evidentemente, está em ser capaz de se ver a partir de algum outro ponto e o melhor momento para se fazer isso é pouco antes de dormir. Se puder, instantes antes de cair no sono, sinta seu corpo se tornando mais pesado, mas mantenha seu espírito desperto. Quando tiver conseguido fazer isso, você terá conseguido se colocar num estado de profunda auto-hipnose, e, nesse estado, tudo é possível. Se você tem um problema, físico ou emocional, esse estado auto-hipnótico permitirá que ele seja examinado. Desta vez, vou usar como exemplo algo que aconteceu comigo.

Pelo que sei, não tenho medo de coisa nenhuma e, certamente, não tenho medo de morrer. Eu sempre achei que qualquer coisa que aconteça com meu corpo, depois que eu perder o interesse por ele, não é realmente um problema meu. Acho que não faz a menor diferença ser enterrado ou cremado. Eu não estarei presente e, desde que existe alguém capaz de colocar as coisas em ordem, eu simplesmente não me importarei com essas coisas. No entanto, tudo isso começou a mudar no início da primavera de 1992. Não sei dizer os motivos, mas comecei a achar que ser cremado poderia não ser uma idéia muito boa.

No início, nem percebi que minhas opiniões tinham mudado. Tudo foi muito gradativo, muito sutil, mas bastante definido. Quanto mais pensava sobre o assunto, mais eu rejeitava a idéia de ser cremado. Nessa ocasião, ainda não me passara pela cabeça a possibilidade de me perguntar por que poderia estar me preocupando com o assunto. À medida que as semanas se passavam, a idéia de algum dia vir a ser cremado passou a ser cada vez mais repulsiva para mim. Posteriormente, resolvi escrever à Escola de Medicina de Nottingham, doando meu corpo para pesquisas. Qualquer coisa, pensei, seria melhor do que ser cremado.

Então, sentei-me e escrevi uma carta muito boa, tendo em vista o fato de estar oferecendo meu corpo para pesquisas com pelo menos uns quarenta anos de antecedência!

Então, repentinamente recuperei o bom senso. Eram sintomas de uma fobia, de maneira que a primeira pergunta a ser formulada era: o que despertara o medo? Pela primeira vez, sentei-me num canto tranqüilo e pensei detalhadamente sobre o assunto. Eu estava me sentindo diferente há uns três meses, de modo que era importante saber o que tinha ocorrido três a quatro meses antes. Devia ser alguma coisa relacionada com a cremação ou com o fogo. Eu não tinha ido a nenhum funeral, não ficara sabendo de nenhum caso de cremação, nem de alguém que sofrera queimaduras... Um momento! Minha nora tinha queimado as mãos numa grelha mais ou menos nessa época. Ela queimara seriamente as palmas das mãos e teve de ser medicada num hospital. Não chegou a correr perigo de vida, mas precisou de um tratamento e suas mãos ficaram enfaixadas com bandagens. Então, foi por esse motivo que o subconsciente começou a me enviar sua mensagem. Mas qual era a finalidade disso tudo?

Havia apenas uma única alternativa. Eu teria de repassar minha vida. E assim, usando o estado hipnótico que descrevi anteriormente, comecei uma viagem de volta através das minhas lembranças. Eu sabia que deveria ser algum tipo de trauma de infância e como eu estava sintonizado com o tema, não levei mais do que alguns minutos para descobrir a causa do medo que senti com relação à cremação.

Quando eu tinha uns quatro ou cinco anos, escorreguei perto de uma fogueira de carvão e caí em cima dela. Naturalmente, estendi as mãos para amortecer a queda e as mãos de crianças pequenas queimam com muita facilidade. Minha mãe estava por perto e conseguiu me retirar rapidamente, mas não antes de as minhas mãos ficarem bastante queimadas. Foi uma experiência assustadora. No estado hipnótico, ao reviver o episódio todo, a coisa em que mais pensava enquanto caía, em pânico, era: “Eu não quero me queimar.”

Eu tinha encontrado a relação. Quando fiquei sabendo que minha nora queimara as palmas das mãos, meu subconsciente acionou o alerta de pânico, “eu não quero me queimar”. Mas o subconsciente se esqueceu de esclarecer que esse alerta estava relacionado com a minha queda nas brasas do carvão, quando ainda era muito pequeno. Conseqüentemente, interpretei a mensagem de acordo com minha idade atual e, de alguma forma, isso se associou à idéia da cremação. Se eu não tivesse analisado minhas emoções por meio da lógica e da liberação das lembranças, eu provavelmente teria passado o resto da minha vida com medo de ser cremado. E o mundo da medicina ortodoxa perdeu a oportunidade de examinar um conjunto bem interessante de velhos ossos.

Alergias

Já observei que muitas alergias são, na verdade, uma forma de fobia. Em muitos dos clientes que me procuraram, as reações alérgicas que apresentavam ao açúcar ou ao leite eram resultados diretos de traumas de infância que, por algum motivo, acabaram causando essas reações num estágio posterior de suas vidas.

Um dos meus pacientes queria saber se eu seria capaz de fazer alguma coisa quanto a uma alergia que ele tinha com relação ao leite. Ele percebera a existência do problema sete anos antes e a alergia se tornara tão forte, que ele não podia consumir qualquer alimento que contivesse leite. Como muitas das coisas que comemos têm leite de uma forma ou de outra, a vida desse homem estava se tornando cada vez mais complicada. Ele me disse que a alergia se manifestou pela primeira vez pouco tempo depois de sua esposa o ter deixado. Usando as técnicas habituais de cura, ele conseguiu recordar detalhes de sua infância e lembrou que sua mãe abandonara o pai quando ele tinha apenas alguns meses de idade, porque o pai se tornara um alcoólatra. Nas palavras do meu paciente, o pai desenvolvera "uma paixão pela garrafa". Não foi difícil estabelecer a relação. O subconsciente do garoto notou que a paixão excessiva pela garrafa fez com que seu pai perdesse a esposa. Obviamente, naquela idade, ele achou que havia leite dentro da garrafa da qual o pai bebia. Passados quarenta anos, sua esposa o abandona, ele a quer de volta, e seu subconsciente relembra o antigo incidente. Começa então a rejeitar todos os produtos que contêm leite em sua composição. Trata-se de um desejo subconsciente de salvar o casamento. É claro que, num nível lógico, isso nunca chega a ser entendido, mas assim que a ligação é estabelecida, a alergia começa a desaparecer. O subconsciente conseguira transmitir sua mensagem. E esse caso não foi o único. Deparei com vários casos semelhantes ao longo da minha prática.

Alcoolismo

Outro problema que, segundo minha experiência, por vezes tem uma origem em fobias é o alcoolismo. Normalmente, não aceito pacientes alcoólatras, pois eles necessitam de tratamentos específicos e eu não tenho nenhuma especialização nesse campo. No entanto, uma mulher me telefonou pedindo que eu a ajudasse a resolver seu problema com a bebida. Alguma coisa na história dela simplesmente não se encaixava com os problemas normalmente associados aos alcoólatras, de maneira que concordei em recebê-la no final da tarde de uma sexta-feira.

Ela contou que começara a beber, ou a "ter uma paixão pela garrafa", como ela também dizia, pouco depois do seu bebê nascer. Ela percebeu que estava ficando ressentida com os parentes ou com os amigos que apareciam para vê-la ou para ver o bebê, e a situação atingiu proporções absurdas, quando ela tentou até mesmo impedir que seu próprio marido visse o filho. Ela chegava a planejar, a conspirar, para garantir que o bebê estivesse dormindo antes de o pai chegar do trabalho, e que continuasse dormindo até depois que ele saísse de casa pela manhã.

Obviamente, ela nem sempre conseguia ter sucesso. Seu marido insistia em ver o bebê e ela nada podia fazer para impedir o contato entre os dois durante os fins de semana. Foi nesse ponto que ela percebeu a situação: sempre que qualquer outra pessoa, incluindo o marido, passava algum tempo com seu bebê, ela tomava um drinque. À medida que o garoto foi crescendo, ficou cada vez mais difícil impedir que parentes, amigos ou vizinhos vissem ou brincassem com seu filho; paralelamente, seu problema com as bebidas foi se agravando cada vez mais.

"Eu não conseguia escapar daquilo", disse-me ela. "A situação chegou a tal ponto que sempre que alguém aparecia lá em casa, eu cedia à minha paixão pela garrafa, principalmente depois de as visitas terem ido embora."

Quando me procurou, ela já era uma verdadeira alcoólatra ou não? Mergulhamos na história da infância dela e ficou evidente que sua mãe freqüentemente se esquecia de lhe dar a mamadeira, principalmente quando alguém aparecia para bater papo. Aliás, isso aconteceu tantas vezes, que ela começou a ficar ressentida quando pessoas apareciam em sua casa. Como bebê, ela rapidamente associou as visitas com a falta da mamadeira. Passados 23 anos, ela estava com um filho pequeno em casa. E seu subconsciente lhe dizia: "Eu me lembro como era ser um bebê. Significa que quando aparecem outras pessoas, eu não recebo minha garrafa."

Infelizmente, o subconsciente é incapaz de reconhecer qualquer tipo de diferença de idade ou de garrafas. Depois de a fobia ter sido despertada pela chegada do filho e pelas associações com a época em que ela mesma era um bebê, a vítima, agora uma mulher adulta, começou a sentir muita vontade de pegar a garrafa todas as vezes que alguém a visitava. Mas, para um adulto, incapaz de traduzir devidamente os desejos do seu subconsciente, beber da garrafa significa tomar bebidas alcoólicas. Depois que o problema foi compreendido, foi possível lidar com ele.

Emoções

As emoções são reações programadas ou embutidas em nós relacionadas com situações atuais ou passadas. Praticamente todas as emoções que sentimos são respostas programadas. Esse programa foi formulado quando ainda éramos muito jovens, e uma das emoções mais prejudiciais à saúde é o medo. O medo não representa nenhum problema quando nos permite escapar de uma situação em que nossa vida esteja sendo ameaçada, ou quando nos lembra da necessidade de evitar alguma situação perigosa, como a de comer frutas desconhecidas no campo ou de brincar no meio da rua. Mas quando somos ensinados a, inconscientemente, reagir com medo à opinião que alguma outra pessoa tenha a nosso respeito, isso significa que tivemos uma reação descontrolada no nosso subconsciente.

O maior problema do medo é que ele nos impede de fazer as coisas. Ele funciona como um freio, impedindo-nos de vivenciar novas situações, e a mão no freio geralmente pertence a alguma outra pessoa. Eu me pergunto quantos leitores deste livro gostariam de fazer algo de diferente em sua vida, hoje mesmo, mas resistem a qualquer iniciativa simplesmente por terem medo do que os outros poderiam dizer. Isso é medo. O medo da opinião dos outros a nosso respeito. Medo da desaprovação.

Passo grande parte do meu tempo dando conselhos, ajudando pessoas a superar problemas que impedem que elas usufruam totalmente da sua vida. Eu poderia ir mais além e afirmar que muitas das pessoas que me procuram com tensão ou depressão emocional se encontram nesse estado simplesmente por temerem as opiniões negativas que os outros podem ter a respeito delas.

A partir do momento em que seu parceiro, seu amigo, seu sócio e, principalmente, seu inimigo compreendem que você precisa da aprovação deles em alguma área da sua vida, você está condenado a se tornar vítima da chantagem moral exercida por essas pessoas.

A desaprovação é algo que aprendemos durante nossos primeiros anos de vida. Tenho certeza de que você se lembra de frases do tipo: "não faça isso senão papai ficará zangado", "não faça aquilo para não preocupar sua mãe", "não faça isso que os professores não gostam", "não faça isso; pense no que o médico irá achar", e centenas de outras frases semelhantes. Todas elas têm a finalidade de programar suas emoções de maneira que você nunca faça alguma coisa que não mereça a aprovação dos outros. Sem que você percebesse, você acabou sendo programado para a "inação", pois sempre haverá alguém, em algum lugar, que não irá aprová-lo, pouco importando o que você faça.

Mas certamente isso é um problema das outras pessoas, não seu. Se alguém não gosta do que você esta fazendo ou dizendo, e desde que você não esteja prejudicando os interesses dessa pessoa, certamente o que ela pensa a respeito não tem a menor importância. E se você por acaso resolver abandonar o hábito do medo, para recolocá-lo na linha, lhe dirão que você é egoísta por não levar os outros em consideração. No entanto, afirmo com insistência que a pessoa egoísta é aquela que está se utilizando da chantagem emocional.

Isso se tornou óbvio para mim quando eu ainda era bastante pequeno. Eu tinha saído com uns amigos. Imagino que tínhamos uns sete anos de idade na época. Era um dia bastante úmido, e depois de termos vagado pelos campos em meio ao barro, resolvemos ir à casa de um dos meus amigos para beber um refresco. É claro que nem pensamos na possibilidade de tirarmos nossas botas enlameadas quando entramos na cozinha, deixando um rastro de lama no chão. Como era de se esperar, a dona da casa não ficou satisfeita conosco.

Ela gritou: "Saiam já daqui, seus porcos imundos", ou qualquer coisa semelhante. Nós certamente não ficamos lá para lhe dar qualquer explicação. A linguagem corporal dela indicava que a fuga era o melhor caminho. A última exclamação que ouvimos foi: "Crianças, elas me deixam doente!"

Naquela idade, nosso instinto de sobrevivência não era muito aguçado, de modo que voltamos a fazer a mesma coisa na casa de um outro amigo. Desta vez, porém, a reação foi totalmente diferente. Quando nós três, com nossas botas enlameadas, atravessamos o chão limpo da cozinha, em vez de ouvirmos berros ou coisa do tipo "vocês me deixam doente", a dona de casa começou a rir e nos convidou para sentar enquanto ela providenciava algo para beber e umas bolachas. Depois, ela nos ajudou a descalçar as botas e, com um sorriso disse: "Muito bem, crianças, o balde está naquele canto e há panos de chão debaixo de pia. Já que vocês trouxeram esta sujeira para dentro de casa, coloquem-na para fora outra vez."

Foi então que eu aprendi uma grande lição. Nós não tínhamos deixado a primeira mãe irritada ou doente; ela tinha optado por ficar irritada e por se sentir doente. Esta outra mãe preferiu achar graça e rir da situação. E eu compreendi que nós escolhemos nossas emoções. Ninguém nos deixa irritados, ninguém nos faz sentir inveja, ciúme, tristeza ou felicidade. Nós mesmos escolhemos como nos sentimos; nós escolhemos as emoções que são melhores para nós. O problema é que quase todos fomos programados desde muito pequenos para sempre tentar adivinhar como os outros irão reagir e a evitar qualquer ação ou atitude que possa causar reações negativas por parte das demais pessoas. Alguns levam esse tipo de condicionamento a extremos tais, que passam a vida inteira preocupando-se com o que os outros poderão pensar ou fazer. Essas pessoas se preocupam com reações sobre as quais elas não têm qualquer tipo de controle. Isso é medo; é um freio para as atividades criativas normais.

E o que dizer de nossas próprias emoções? Várias pessoas já me disseram que foram insultadas por algum amigo. Não é verdade. Elas não foram insultadas, elas optaram por achar que foram insultadas. Nós escolhemos nossas emoções, ninguém as escolhe por nós. As emoções positivas nos ajudam a evitar pensamentos que possam ser prejudiciais à nossa saúde. Provavelmente, o maior de todos os fatores no jogo da sobrevivência seja a capacidade de evitar emoções negativas. Vamos examinar algumas delas.

Medo

Eu já disse que, dentre todas as emoções, esta provavelmente é a que mais pode prejudicar nossa saúde. Na maioria das pessoas, essa emoção está presente o tempo todo. As pessoas se vestem de determinado modo para evitar desagradar os outros e temem não conseguir sua aprovação. Depois, preocupam-se porque alguém disse alguma coisa que elas interpretaram, possivelmente de maneira errada, como significando que não foram aceitas. Não há saída para essa armadilha, a não ser reprogramando o seu computador para reagir com pensamentos positivos. Se você não fizer isso, mais cedo ou mais tarde o medo acabará causando um colapso em algum ponto do seu sistema.

Raiva

Esta é a emoção que escolhemos como antídoto contra o medo. Tentando superar a emoção do medo, simplesmente pomos a culpa nos outros. Como escreveu o dr. Wayne Dyer em seu livro *Your Erroneous Zones*, "o único antídoto para a raiva consiste em eliminar do seu repertório interior a frase: 'Ah, se você fosse mais parecido comigo!'" Depois de nos termos programado para sentir medo, tentamos superar esse programa adotando outro, de raiva. Tentamos responsabilizar a outra pessoa porque sentimos medo ou culpa ou alguma outra emoção negativa. No entanto, usar uma segunda negativa para cancelar a primeira está longe de ser a solução.

Precisamos nos lembrar do ponto básico: não tem a menor importância o que as outras pessoas façam ou pensem. Se você vai ficar com raiva, não jogue a culpa em outra pessoa. Você escolhe a raiva, mas poderia ter optado por ignorar o incidente ou, pelo menos, por não se envolver emocionalmente com ele. A raiva libera bioeletricidade em grandes quantidades. E por que outras pessoas haveriam de pensar como você ou agir como você acha que deveriam? Acalentar a raiva ou seu irmão mais agressivo, o ódio, é uma maneira garantida de causar a si mesmo grandes dores.

É possível que alguém que você conheça lhe tenha causado problemas, mas será que a sua raiva irá modificar o que já aconteceu? Duvido muito. E como é que você pensa que a outra pessoa reagirá diante da sua raiva? Ela irá reagir exatamente como você reagiu, ficando com raiva e esperando que você seja como ela. E assim a coisa continua num círculo vicioso, cada um esperando que o outro se modifique para que possa evitar a emoção do medo. E todas essas emoções negativas causam doenças e problemas de saúde, um colapso no esquema normal das coisas.

Ciúme

O ciúme é outra emoção que tem como base o medo, no caso, o medo de uma perda. Para tentar eliminar esse medo, impomos condições a nós mesmos ao darmos amor. É justamente o amor que os ciumentos temem perder ou não receber. O ciúme envolve a falta de adequação, o medo de perder algo que, no fundo do coração, sabe-se que nunca se terá. Portanto, para superar o medo da perda, essas pessoas usam o medo como arma. "Eu o amarei, contanto que..." Se você acabar com todas as condições do seu amor, o ciúme deixará de ter qualquer tipo de fundamento.

O amor sempre deve ser incondicional. Se não for, não é amor. Você simplesmente não está amando alguém se acrescentar em palavras ou em pensamentos a frase "contanto que..." O ciúme é uma emoção terrível que corrói a alma. Ela envenena o corpo ao envenenar os pensamentos. Os que escolhem essa emoção estão sempre optando por graves problemas de saúde. É melhor se livrar da paixão do que ser consumido por um ciúme que o corrói por dentro até que seu corpo se transforme num reflexo de todos os seus pensamentos intranqüilos e dos seus medos.

Culpa e preocupação

A culpa e a preocupação são duas emoções que freqüentemente aparecem juntas. Isso porque as pessoas que se sentem culpadas por algum gesto ou por algum pensamento do passado também se preocupam com isso no futuro. Novamente, essas emoções se baseiam no medo, com relação ao que foi feito e ao que outros irão pensar, com relação ao que você fez. Tudo isso é uma grande perda de tempo.

Posso imaginar a reação dos leitores. "É muito fácil dizer isso, mas eu não consigo deixar de me preocupar com o que fiz ou com o que vou fazer." Por que você não pode parar de se preocupar? A resposta é bastante simples: porque o seu subconsciente, o seu piloto automático, o seu computador, foi programado desde muito cedo para conhecer o medo a fim de que as demais pessoas o considerassem uma pessoa civilizada. Gostaria de deixar bem claro que não sou contra a moralidade ou contra uma maneira civilizada de comportamento baseada na autodisciplina. No entanto, essa autodisciplina deve se basear no amor que temos pelos outros, não no medo que temos deles. Não existe uma única emoção negativa que não seja baseada no medo, e todas elas são instrumentos de autodestruição. Desde muito cedo, você foi programado para considerar o medo como uma maneira de manter a si mesmo sob controle. No momento em que você conseguir se libertar do medo, você poderá começar a pensar de maneira independente.

Todas as semanas vejo pacientes que estão se destruindo com emoções negativas, como ciúme, culpa, inveja, raiva ou, para resumir tudo numa única palavra, medo. Basta pensar em todos os problemas que já citei até agora e que têm sua origem no subconsciente; todos eles têm como base o medo de uma ou de outra forma. O problema é que o medo é transmitido de geração para geração. Você ensina as coisas que aprendeu. Eu recebo muitos pacientes profundamente perturbados, sofrendo de artrite, de problemas estomacais, de problemas cardíacos ou de distúrbios respiratórios que, numa conversa, enquanto os estou curando, comentam que são seus filhos, seus pais ou seus amigos que os fazem se sentir deprimidos: "E isso depois de tudo o que fiz por ele." É um belo exemplo de chantagem moral.

Independentemente de que emoções estas pessoas estejam sentindo, elas sempre ocorrem porque as pessoas assim quiseram, porque quiseram controlar as emoções dos seus filhos ou amigos. Essas pessoas poderiam ter optado pelo amor e pela felicidade, mas não o fizeram. E por mais que responsabilizem os outros, não conseguem escapar do fato de que estão se sentindo de uma determinada maneira porque escolheram se sentir assim e é justamente essa forma de pensar que se reflete no estado geral de saúde delas. Todos somos um reflexo do que pensamos. O medo, em todas as suas formas, é destrutivo. Há apenas uma única emoção saudável e construtiva: o amor. É ele que dá origem a todas as emoções positivas de alegria, de compaixão e de felicidade.

Não importa que emoções você sinta, nunca responsabilize os outros por elas; você mesmo as escolheu. Os seus pensamentos são seu poder. Você pode construir sua vida, como também pode destruí-la. Assim como você escolhe seus pensamentos, você também escolhe sua saúde. Buda disse: "A mente é tudo; você se transforma naquilo que pensa."

Artrite

Tive muita dificuldade para decidir em que parte do livro iria abordar este problema de saúde. Alguns tipos de artrite, como a reumática, podem piorar muito em função da tensão emocional, ao passo que outros tipos, como a artrite óssea, geralmente são causados por ferimentos físicos. No entanto, não me pareceu correto dividir o tema da artrite em diferentes partes do livro, de maneira que acabei escolhendo reunir todos os tipos de artrite num único tópico.

Há muitos tipos de artrite. Eu me lembro de ter lido em algum lugar que já foram identificados mais de quarenta tipos, mas, para mim, eles se dividem em três categorias principais: as artrites reumatóides, as artrites ósseas e o reumatismo.

Artrites reumatóides

Das três categorias, a artrite reumatóide certamente deve ser considerada como sendo a pior. Trata-se de uma doença que deixa as pessoas aleijadas e que não escolhe muito a região do corpo onde resolve se manifestar. Num dia, a dor pode estar localizada nos cotovelos, e, no dia seguinte, pode se transferir, digamos, para os joelhos.

Pessoalmente, não posso afirmar que as sessões de cura sejam muito eficientes quando a doença está em sua pior fase, a não ser que tudo tenha um fundo psicossomático. Nos demais casos, o alívio geralmente costuma ser passageiro e o paciente precisa voltar pelo menos uma vez por semana, às vezes durante várias semanas ou até mesmo durante meses, para conservar o efeito benéfico do tratamento de cura. Isso não significa que um outro agente da cura não possa conseguir resultados melhores. Tenho certeza de que existem agentes da cura por todo país que têm um excelente currículo no tratamento, e talvez até mesmo na cura da artrite reumatóide, sem que eles se envolvam com as causas emocionais mais profundas.

No entanto, depois de a pior fase da doença ter sido superada, a cura pode ter efeitos notáveis. O problema é saber se se trata apenas de um alívio temporário ou se a cura foi levada a cabo. Conheço uma senhora de oitenta anos cuja artrite reumatóide continua tão aguda quanto tinha sido vinte anos antes. E eu também conheço outra senhora que, com 32 anos, parecia ter sido derrotada definitivamente pela doença. Ela ainda era muito jovem, ou seja, tinha apenas dezessete anos, quando lhe diagnosticaram pela primeira vez a artrite reumatóide. A causa fora um choque. Ela engravidou aos dezesseis e, um ano depois, se encontrava num estado lamentável. Aos trinta, ela praticamente estava aleijada, com as articulações enrijecidas e com os membros praticamente inválidos. Mas aos 32, ela se recuperara do choque sofrido dezesseis anos antes, e não havia nenhum sinal da dor nem de outros sintomas, a não ser os danos causados ao longo tempo às suas articulações. Eram essas as suas condições quando pediu minha ajuda.

Semana após semana, mês após mês, essa senhora voltava para suas sessões de cura, até que conseguiu andar de novo sem ajuda, subir escadas e usar os dedos, as mãos e os braços. Ela conservaria para sempre as seqüelas dessa terrível doença, mas, pelo menos, não sentia dor, era independente e andava.

Outro caso do qual me lembro dizia respeito a uma garota cujas articulações nos punhos, nos cotovelos e nos ombros estavam seriamente afetadas, apesar de ela poder passar longos períodos sem ter nenhuma dor ou inchaço. Foi durante uma dessas fases boas que ela procurou minha ajuda. Suas articulações enrijecidas começaram a melhorar quase de imediato, as dores diminuíram, e ela recuperou, pelo menos em parte, a sua liberdade. Depois de algumas semanas de tratamento, ela chegou para uma consulta de rotina, e suas articulações estavam inchadas e muito doloridas. Por algum motivo, a doença voltara, ainda mais forte.

Segundo minha experiência, às vezes esse problema é causado, ou agravado, por emoções fortes, como o ciúme, a raiva ou o medo. Quando a pessoa se acalma, os sintomas diminuem. Comecei a fazer perguntas à jovem e ela acabou me contando, com relutância, que tivera uma discussão com o namorado, que resolvera deixá-la. É justamente esse tipo de situação que pode provocar uma crise. Quando ela se acalmou, não sentiu mais dores.

Numa data posterior, resolvemos descobrir a causa original do seu problema e, mergulhada num estado hipnótico, ela liberou as emoções relacionadas com uma agressão sexual que sofrera na adolescência. Como o agressor a segurara pelos braços durante o ataque, ela se esforçara violentamente, tentando libertar-se. Depois desse episódio, qualquer emoção ou discussão envolvendo o sexo oposto sempre provocava o aparecimento dos sintomas, a dor e o inchaço em suas mãos e nos braços. Era uma reação do subconsciente perante uma ameaça emocional, apesar de ela não ter nenhuma lembrança dos fatos acontecidos, já que seu subconsciente reprimira a memória. Ela também nunca comentara o ataque com outras pessoas. Depois de ter liberado as emoções reprimidas na sessão de cura, e isso aconteceu há vários anos, não acredito que ela tenha sofrido algum outro ataque da artrite reumatóide.

A artrite reumatóide é, em larga escala, uma doença de origem emocional, apesar de nem sempre ser fácil considerá-la como tal. Os agentes da cura provavelmente se mostram mais eficientes quando conseguem liberar ou identificar a emoção que está causando ou que causou o aparecimento dos sintomas.

Recentemente, um senhora me procurou depois de sofrer de artrite reumatóide durante dez anos. Ela me contou que a doença afetava principalmente os joelhos, os punhos e a parte superior da espinha dorsal. Eu lhe perguntei o que acontecera durante o ano anterior ao surgimento da artrite. Ela ficou em silêncio por alguns instantes, e depois me falou sobre a morte de duas amigas muito íntimas. No entanto, isso não era tudo. Como ela ficou novamente em silêncio, deduzi que esse não era o único motivo, de maneira que resolvi aguardar.

Depois, ela me contou a respeito de outra amiga que se suicidara por se sentir muito sozinha. Isso acontecera justamente num dia em que ela estava na região onde morava essa amiga, o que a deixara com um grande sentimento de culpa.

Em seguida, eu lhe perguntei se ela tinha fortes crenças religiosas. Ela respondeu: "Não, mas quando criança fui educada na religião católica. Eu não tenho mais o costume de freqüentar a igreja, mas continuo tendo minha fé."

"Quando você era pequena e fazia algo de errado, o que fazia?", perguntei.

Fez-se uma longa pausa. "Eu fazia uma oração para Jesus."

"E como é que você fazia isso?"

"Eu me ajoelhava ao lado da cama, juntava as mãos e abaixava a cabeça."

"Você está compreendendo agora por que está com as dores? Seu subconsciente está lhe dizendo que, para purgar sua culpa, você precisa fazer uma oração — daí as dores nos joelhos, nos punhos e na parte superior da coluna."

Na semana seguinte, ela me informou que o sentimento de culpa desaparecera completamente e que suas dores praticamente deixaram de existir.

Como o tratamento de cura traz consigo a paz de espírito e o contentamento, ele pode ter efeitos muito benéficos sobre problemas emocionais de todos os tipos, se bem que, se a causa não for identificada e enfrentada, a doença provavelmente retornará.

Artrite óssea

A artrite óssea geralmente é causada por ferimentos ou danos nas articulações, e quase todos os casos que vejo são resultantes de incidentes ocorridos durante a prática de esportes. Gosto muito de tratar desses casos, pois a margem de êxito costuma ser elevada. Enquanto coloco as mãos sobre as áreas afetadas, muitas vezes ouvem-se ruídos estranhos, à medida que as articulações enrijecidas começam a reagir. No entanto, o tratamento não causa dor, apesar desses sons estranhos. Realmente, presenciar articulações até então imóveis começarem a se soltar e a se movimentar já na primeira sessão é como presenciar um milagre acontecendo diante dos olhos.

Eu me lembro principalmente de um homem que tinha desenvolvido artrite óssea em virtude de suas atividades profissionais; ele era jogador de futebol. Na ocasião em que me procurou, com mais de sessenta anos, ele era obrigado a mancar pelo campo de golfe. Mas depois de apenas uma única sessão, seu problema foi resolvido e ele voltou a andar normalmente. Esse foi um resultado extraordinário e ele teve de freqüentar várias outras sessões até que a recuperação fosse total. Mesmo assim, poderia citar muitos outros exemplos de artrite óssea tratada com sucesso. Quando se trata de "massagear o próprio ego", eu diria que curar a artrite óssea é o sonho dourado de todos os agentes da cura.

Esse é um problema que deveria ter sido tratado na primeira parte deste livro, uma vez que é a bioeletricidade do agente da cura que estimula os movimentos musculares do paciente e que acaba provocando os resultados extraordinários. Eu conheço muitos agentes da cura que vão considerar essa minha declaração como uma heresia, por achar que toda cura vem de Deus, enquanto eles funcionam apenas como canais. Eu não pretendo me envolver em nenhuma discussão a respeito desse assunto, mas a energia que realiza a cura da artrite óssea é puramente física e não metafísica. E tenho plena certeza de que a aplicação de eletricidade em baixa freqüência faria exatamente o mesmo efeito.

Reumatismo

Reumatismo é o nome que a maioria das pessoas, inclusive eu, dá a uma doença na qual as articulações (principalmente a das mãos) incham, causando muitas dores. Infelizmente, as pessoas só procuram um tratamento quando já é tarde demais, e depois culpam o médico por este não conseguir resolver o problema. Se as pessoas com dores nas articulações procurassem um agente da cura — e existem muitos deles em atividade no país — elas poderiam encontrar o alívio que tanto procuram. Não acredito que os remédios sejam uma boa solução, e muitas vezes eles parecem causar tantos problemas quanto os que conseguem resolver.

Acredito que o problema de desgaste nos quadris também se enquadra neste tópico. Tal como acontece com outras articulações, os quadris se desgastam porque os músculos que os sustentam e movimentam muitas vezes ficam tensos demais, aumentando o atrito entre os ossos. Nesses casos, as articulações se desgastam, causando dores. O tratamento de cura, evidentemente, não é capaz de deixar um quadril com problemas novo outra vez, mas serve para relaxar os músculos em torno da articulação, permitindo que ela se movimente de forma normal. E quando é possível fazer isso, muitas vezes as dores desaparecem completamente.

Eu tive um caso em que a pessoa que me procurou iria se submeter a uma cirurgia de substituição de quadril dentro de seis a oito semanas, mas ela veio me procurar porque a dor se tornara insuportável, ao ponto de ela estar disposta a fazer qualquer coisa para aliviá-la até a data da operação. Essa senhora compareceu à sessão acompanhada por uma amiga, que a ajudava a andar enquanto ela se apoiava numa bengala. O quadril dela estava totalmente enrijecido, o que tornava qualquer movimento muito doloroso.

Em casos desse tipo, seguro o tornozelo do paciente e deixo minha energia fluir pela sua perna. Passados alguns minutos, a perna da paciente começou a tremer, depois a sacudir e a balançar, enquanto os músculos, um por um, começaram a relaxar. No final da sessão de meia hora, ela já podia andar de modo quase normal, e a dor tinha desaparecido. Ela voltou a procurar seu médico, que a submeteu a uma série de exames, confirmando que a articulação se movimentava normalmente. Não que essa confirmação fosse necessária, é claro. As melhoras em termos de mobilidade e de ausência de dor foram devidas inteiramente ao relaxamento dos músculos, que permitiu a liberação da articulação. Ela decidiu não se submeter à cirurgia e, passados três anos, continua sem dor e com total mobilidade no quadril.

Aliás, convém observar que, em alguns casos de enrijecimento das articulações dos quadris, eu não obtive sucesso com meu tratamento. Esta não é uma abordagem negativa; eu apenas não quero que os leitores deste livro pensem que todos os problemas das articulações dos quadris podem ser resolvidos pelos métodos que uso, pois isso não é verdade. O que estou dizendo é que em quase todos os casos, com exceção apenas dos mais graves, posso soltar as articulações e, por vezes, uma intervenção cirúrgica se torna desnecessária. Isso ocorre principalmente quando me procuram antes de o problema ter assumido grandes proporções.

PARTE III

A Poltrona Ejetável

Cura Espiritual

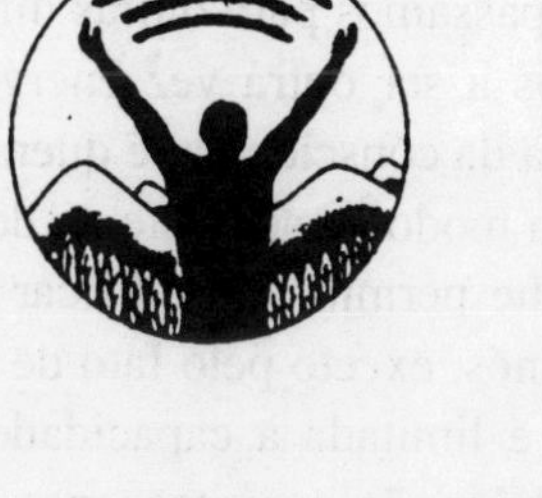

As duas primeiras partes deste livro trataram da energia física, capaz de dar vida, e da energia emocional, que influencia o caráter da vida. É através dessa combinação de energias que nós vivemos. Tanto a energia física como a emocional fazem parte da experiência da vida, mas, quando morremos e passamos para outras dimensões, deixamos de precisar delas. Voltamos a ser outra vez energia espiritual. Essa energia espiritual é a essência da consciência; é quem somos. A matéria vegetal irradia energia de um modo semelhante ao do nosso corpo, mas ela não tem a emoção que lhe permitiria modificar sua estrutura inerente. Os animais são iguais a nós, exceto pelo fato de que a capacidade deles em vivenciar a emoção é limitada à capacidade da sua mente ou do seu raciocínio. Eles também são espíritos, mas suas menores capacidades emocionais limitam seu uso da expressão e da consciência. A energia espiritual é a consciência expressa como amor, e é essa energia ou consciência, separada do corpo, que passaremos a analisar nesta parte do livro.

Deixar o corpo é semelhante a pressionar o botão da poltrona ejetável num avião que esteja caindo e que não pode mais sustentá-lo.

Nesta parte final do livro, examinamos como o piloto se comunica e como vive sem a proteção do seu avião. Explicamos a diferença entre a separação permanente e a separação apenas temporária do avião que foi o nosso mundo. Analisamos também a questão da reencarnação e como nossas vidas anteriores podem afetar o nosso estado de saúde nesta vida.

7

Apertando o Botão

Eu calculo que possivelmente até 20% da população disponham da percepção extra que falta aos outros 80%. Isso se explica pelo fato de o espírito, ou a consciência, não ter se unificado totalmente com o corpo físico. Por esse motivo, ele manteve sua percepção espiritual e é capaz de usá-la de maneira independente, além da percepção física. Isso permite que o espírito forneça ao cérebro informações que normalmente não estariam a sua disposição. Essas percepções extras estão em uma freqüência que está além da freqüência das percepções físicas.

Mudança de consciência

Conforme expliquei no início deste livro, quando o feto começa a se desenvolver, um espírito se junta a ele. No entanto, até o momento do nascimento, o espírito não forma uma unidade completa com o corpo físico ao qual está se juntando. E mesmo depois do nascimento são necessários muitos anos até que o espírito se funda totalmente com o corpo físico, ao ponto de perder sua consciência espiritual. A quantidade exata de anos necessários para que o espírito e o corpo se tornem uma unidade varia de criança para criança, mas, de maneira geral, um espírito nunca se funde totalmente ao corpo em que está antes de a criança completar sete anos. É por isso que tantas crianças afirmam que brincam com amigos que supostamente não existem. Na verdade, estes seres existem, mas não para os adultos que perderam a percepção do espírito, e que têm que contar apenas com os sentidos físicos.

Durante a idade mais avançada, desde que estejamos amadurecendo normalmente, o espírito começa a se desvencilhar do emaranhado físico.

As pessoas idosas então começam outra vez a perceber as coisas com o espírito e não apenas com o corpo físico. É por esse motivo que as pessoas que já passaram da meia-idade às vezes relatam fenômenos psíquicos, e estão mais dispostas a aceitar o espiritualismo e as revelações de uma dimensão superior. Os adultos que ainda se encontram em fase de amadurecimento, ou seja, que ainda não atingiram a meia-idade, não costumam ter essa percepção espiritual.

É claro que sempre há exceções e são elas que formam os 20% aos quais me referi no início do capítulo. A percepção espiritual mais profunda desses 20% varia muito de intensidade, podendo ser muito leve ou total. É essa percepção extra, além da física, que conhecemos como clarividência, como clariaudição e assim por diante. Isso significa aprender a perceber com a consciência espiritual em vez de usar apenas a consciência da mente e do corpo; é a isso que me refiro quando falo de uma mudança na consciência.

Os que conservaram certa dose de independência espiritual constatam que é praticamente impossível explicar esse maior alcance da percepção aos que não o têm. O fato de ter essa percepção adicional permite que a pessoa vivencie uma dimensão mais ampla. (Uma dimensão nada mais é do que uma faixa de freqüências eletromagnéticas que o corpo humano é capaz de perceber ou de reconhecer.) O espírito, vibrando numa freqüência muito mais elevada do que a física, pode sentir ou receber freqüências eletromagnéticas que estejam além dos limites do físico. Conforme já vimos, por volta do sétimo ano de vida, o espírito se envolve a tal ponto com o corpo que ocupa, que acaba perdendo sua capacidade de reconhecer as freqüências mais elevadas que antes percebia. Para as pessoas que possuem a percepção ou consciência espiritual, o significado da realidade é totalmente diferente. É claro que, às vezes, pessoas totalmente presas ao campo físico vivenciam fenômenos psíquicos provocados pela tensão. Ocasionalmente, isso ocorre através de lampejos de iluminação ou pela intuição. São justamente essas diferenças de consciência entre as pessoas, e também na mesma pessoa em diferentes momentos, que deram origem à crença na existência de vários níveis de consciência. No entanto, a verdade é que há apenas uma única consciência, e ela é completa em si mesma; não tem diferentes níveis. A consciência absoluta é a consciência espiritual. Os demais níveis da consciência, como o subconsciente, são arquivos da mente. Eles fazem parte da consciência física e não devem ser confundidos com a consciência espiritual.

Cura espiritual

Muitos de nós começam a pensar em assuntos espirituais quando perdem algum ente muito querido. Conforme já mencionei antes, o aspecto físico da dor oriunda do luto é semelhante à depressão. Isso não deve, de maneira nenhuma, ser comparado ao aspecto espiritual da dor do luto, que ocorre num plano totalmente diferente. Enquanto seu companheiro estava encarnado, era fácil usar os sentidos físicos para comunicar o amor, mas quando essa possibilidade nos é vedada, torna-se necessário usar níveis mais elevados de consciência e desenvolver a percepção do amor espiritual. Se buscarmos e sentirmos o amor espiritual e a consciência espiritual, conseguiremos reencontrar aquele amor que imaginávamos ter nos deixado para sempre.

São muitas, realmente muitas, as pessoas que me procuram por estar sofrendo a dor de uma perda. Graças à experiência da cura, elas geralmente conseguem sentir a presença do amor que julgavam ter perdido; conseguem se elevar a um novo mundo de consciência espiritual. E eu gostaria de deixar bem claro que isso nada tem que ver com espiritualismo. O amor que traz a cura causa uma mudança na consciência, levando o paciente, primeiramente, da percepção física para a emocional. À medida que a cura se efetiva, ela se afasta do bloco emocional do subconsciente e chega à verdadeira consciência espiritual. Todos os problemas terrenos e todos os distúrbios do corpo passam a ser vistos através da verdadeira percepção espiritual e são compreendidos como o que realmente são: meras experiências passageiras.

Essa é uma cura espiritual que não exige muita explicação. Não se atinge esse nível de cura por meio de treinamento e da lógica, mas as pessoas capazes de irradiar semelhante amor, completamente altruísta, infelizmente são muito poucas. Não pode haver uma explicação para o êxito dessas pessoas, pois o amor espiritual não busca sucesso ou ganhos materiais; ele simplesmente existe e ponto final. Essas pessoas irradiam amor em todos os lugares por onde passam. Elas não são necessariamente famosas nem conhecidas, apesar de poderem ser; elas podem, com igual facilidade, ser desconhecidas, exceto para os que as cercam, que se sentem atraídos pela paz e pelo contentamento dessas pessoas.

Os leitores certamente devem estar se perguntando os motivos pelos quais levei tanto tempo para descrever, nos primeiros capítulos, a cura física, que envolve psicologia e campos eletromagnéticos, se a cura espiritual pode tão facilmente resolver os problemas físicos e emocionais, libertando o indivíduo dos traumas e da dor. O motivo é óbvio: nem todos estão preparados para uma mudança de consciência. Muitos não acreditam, ou não sentem amor espiritual capaz de ajudá-los a enxergar além da percepção física e de sua falsa realidade. Para essas pessoas, o corpo e a mente ainda precisam ser compreendidos como corpo e mente, e a cura precisa ser administrada e explicada em termos de lógica. Mas geralmente, depois que o paciente presencia o milagre da cura espiritual, a mudança de consciência tem início, nem que seja de maneira involuntária. A consciência e o senso de propósito vão se expandindo à medida que o espírito se tornar cada vez mais responsável pela sua expressão, e se mostra capaz de manter sob controle as emoções do medo.

Acredito que será mais fácil explicar esse aspecto relatando o caso de uma jovem que me procurou por causa de problemas de infertilidade. Como já expliquei, muitos casos de infertilidade são causados exclusivamente pela tensão, ou seja, a utilização de quantidades de energia maiores do que a pessoa dispõe. Quando o corpo não tem os recursos necessários para alimentar um feto sem causar problemas para a mãe, ele usa um controle subconsciente para impedir a gestação ou para rejeitar o feto logo depois de sua concepção. No entanto, freqüentemente há razões espirituais para uma mulher não engravidar. No caso que vou contar, o motivo era uma mistura de rejeição subconsciente e de insegurança espiritual.

A jovem tinha uma aparência frágil e, apesar de estar nervosa por causa da consulta marcada comigo, dava a impressão de ser muito segura de si. Tinha um emprego de grande responsabilidade que a ocupava longas horas todos os dias. Seu marido, que eu viria a conhecer mais tarde, tinha um bom emprego e era um homem simpático de fácil convivência. Ambos desejavam muito ter filhos, mas, após oito anos de casamento, os dois começaram a duvidar que pudessem concretizar esse sonho, apesar de não haver, segundo os médicos, nenhuma razão para que ela não engravidasse.

Durante nosso primeiro encontro, encetei a explicação costumeira de que era necessário manter os níveis de energia elevados, apesar de já ser bastante óbvio que o motivo da infertilidade dessa jovem não era de origem nutricional. Ela me visitou uma vez por semana por várias semanas, e, durante esse período, ela começou a passar por uma mudança de consciência. Posteriormente, atingimos um ponto em que pude ajudá-la a perceber espiritualmente a causa de sua infertilidade.

Pedi que fechasse os olhos e que imaginasse um quadro-negro. Quando ela confirmou que estava visualizando com detalhes o quadro-negro, pedi que desenhasse nele um grande círculo branco. Novamente, antes de continuar, pedi que ela confirmasse que conseguira fazer isso. Eu só passava para a etapa seguinte depois de ela ter-me confirmado que fora capaz de realizar a ação que eu acabara de lhe pedir. Depois de ter desenhado o círculo, pedi que pegasse um pano e limpasse a área interior do círculo. Ao fazer isso, ela veria uma imagem através do círculo. Era uma paisagem campestre com árvores e arbustos, num dia ensolarado de verão. Ela se sentiria atraída por aquela visão.

A essa altura, a jovem já tinha ultrapassado todas as restrições do raciocínio lógico e estava começando a passar por uma mudança de consciência. Ela estava em vias de passar da consciência subconsciente para a verdadeira consciência espiritual. É nesse momento que a verdadeira cura espiritual realmente ocorre. É nesse ponto que o verdadeiro amor espiritual eleva outra pessoa que está livre de qualquer bloqueio emocional. Em termos espirituais, eu a levara além da percepção física. Eu estava agora preparado para lhe revelar os verdadeiros motivos para ausência de filhos no seu casamento.

Perguntei se ela era capaz de ver alguma coisa ou alguém em meio à beleza que estava presenciando. Ela ficou calada durante um longo período de tempo (nessas situações, cinco minutos podem parecer uma eternidade). Ela sussurrou, então, que podia enxergar um bebê a distância.

"Estenda os braços para que o bebê saiba que você o quer", sugeri.

"Isso não resolverá nada", replicou ela, ríspida. Tínhamos agora uma mudança completa de atitude. A mulher calma e branda tinha desaparecido; fora substituída por outra mulher, determinada, se bem que também muito assustada.

"Não irá resolver o quê?", perguntei.

"O bebê só virá para me substituir, ele tomará meu lugar no afeto de Alec. Eu serei deixada de lado. Será o bebê de Alec."

"Pergunte ao bebê os motivos pelos quais você ainda não o concebeu", continuei.

Depois de outro longo período de silêncio, ela disse: "O bebê diz que não virá enquanto eu achar que ele poderá vir pelo amor do meu marido e não pelo meu. O bebê diz que seu laço de amor é comigo e que Alec só conseguirá amá-lo através de mim, e ele insiste em dizer que não virá enquanto eu não reconhecer isso."

Em seguida, eu lhe disse que, quando conseguisse aceitar a verdade dessa declaração, deveria estender os braços e deixar que o bebê espiritual, que ela conseguia ver e ouvir, se aproximasse dela para ser amado. Após um intervalo muito demorado, ela abriu os olhos repletos de lágrimas. "Foi uma experiência maravilhosa", disse ela. "Eu segurei meu bebê no colo."

Não havia mais necessidade de continuar as consultas semanais e, alguns meses depois, recebi uma carta sua, muito simpática, informando que seu bebê nasceria dentro de seis meses.

Cada caso de cura espiritual é único e totalmente diferente das experiências de outras pessoas, mas as emoções que a causam sempre são as mesmas. Existem emoções espirituais que podem ser sentidas por todos que têm um problema, pouco importando se a natureza dele for física, emocional ou espiritual; mas isso só ocorre depois de essas pessoas aprenderem a aceitar a verdade do amor espiritual e a vivenciá-lo por meio da cura espiritual.

Amor espiritual

Para mim, a cura espiritual significa colocar constantemente à disposição o amor que é a minha consciência para ajudar os outros, caso necessitem. E o que é que eu faço com esse amor? Nada. O amor que sou existe para que os outros façam uso dele. Não cabe a mim limitar ou partilhar o que sou. O amor apenas é. O amor não tem função, não tem finalidade em si, mas os que o aceitarem sem medo se libertarão da dor e das doenças, à medida que ele reacender a chama do amor neles mesmos. E, à medida que o amor aumenta, também aumentam as emoções de paz, de felicidade e de contentamento, que crescem em todos os que entram em contato com a esfera dele. Mas nós nunca podemos conhecer nosso próprio amor, a não ser que ele seja aceito por outra pessoa e refletido de volta para nós.

Eu me lembro de uma mulher que teve uma vida repleta de dificuldades. Ela não tem marido, tem um filho com terríveis deformidades, e sua única fonte de renda é o seguro-desemprego pago pelo Estado. Essa mulher é evitada por quase todos porque fuma, fala palavrões e, uma vez por semana, deixa o filho aos cuidados de uma amiga e sai para beber. As pessoas a evitam por achar que ela não é aceitável socialmente, mas para mim ela é um anjo.

Eu não imagino que outra pessoa viva seria capaz de amar o pobre filho deformado e retardado como ela o ama. O amor que tem pelo filho é tão grande, que ela abriu mão de tudo o que possuía para garantir que ele fosse amado e que soubesse desse amor. O amor dessa mulher é tanto, que outras crianças se sentem atraídas por ela. É possível ver o amor brilhando nos olhos delas por causa dessa mulher, que nada possui e que nada faz além de amar. Muitas pessoas a evitam ou criticam, mas para mim ela se encontra numa posição muito acima de todos os outros — um verdadeiro farol de amor em meio a uma sociedade sem amor. Não é o que fazemos que é importante; o importante é o que somos.

Da mesma maneira, o amor espiritual não é algo que você faz; é algo que você é. Essa provavelmente é a frase mais importante deste livro, de modo que você deveria passar alguns momentos refletindo sobre ela. Não existe um único ato isolado capaz de demonstrar o amor espiritual. O amor não é tangível; os que são amor não irão se conscientizar disso, mas as outras pessoas perceberão. Nunca podemos conhecer nosso próprio espírito, pois o amor é como a luz de uma vela. Ela brilha a partir do centro e aquele que for a causa da luz jamais terá consciência do amor que irradia. Resumindo, o que a luz faz? Nada. Ela apenas é. Mas, como o amor, podemos fazer uso dela, se quisermos.

Existem muitas pessoas que passam a vida utilizando atos de caridade e de altruísmo, mas isso não é o amor do qual estou falando. O amor ao qual me refiro não é bondade, mas sim a essência da própria vida, que provoca a bondade nos outros. Esse amor é a alma ou o espírito; é a expressão de Deus na terra. Para a maioria das pessoas, conhecer e vivenciar esse amor requer uma mudança de percepção. É necessária uma mudança de consciência. Isso não significa ver, ouvir, tocar, cheirar ou saborear; significa tornar-se uno. Vivenciar através do corpo significa sentir a vida através dos limites da mente e do corpo. Vivenciar através do espírito significa tornar-se um com a própria vida.

Eu não ouço o som do vento balançando as folhas; torno-me uno com o som e experimento as sensações da brisa que faz as folhas balançarem. Dessa maneira, vivencio a música do som. Eu não observo o milagre da água brincando sobre os seixos no meio de um riacho; eu me torno uno com a água e fluo com ela para vivenciar seu movimento. Eu não toco uma flor na primavera; eu me torno uno com essa flor e conheço o significado de sua vida. O amor não é algo que você faça; é algo que você se torna, algo que você é. O amor não se limita no tempo ou no espaço, nem mesmo numa dimensão. Ele está além da possibilidade de ser medido. O Amor é a Consciência do Amor.

O amor não é algo que você possa dar a outra pessoa. O amor não é algo que você possa ter e cultivar. O amor é a essência de uma existência espiritual. Eu não obtenho meu êxtase da vida de mim mesmo; eu não posso conhecer a mim mesmo. Minha realização vem dos outros, da alegria e da felicidade dos outros. E apesar de não poder dar meu amor, outros podem compartilhar dele e se tornar uno com ele. O amor espiritual, tal como a consciência espiritual, é uma experiência total.

Tornar-se uno com a natureza significa vivenciá-la e é a maior de todas as experiências. Alguma vez você já observou um besouro? Na próxima ocasião em que você vir um, tente tornar-se uno com ele em vez de apenas observá-lo. Junte-se aos pensamentos dele enquanto ele voa de um lado para o outro. Para fazer isso, é preciso que você antes se liberte de qualquer pensamento de dor ou de superioridade. Você precisa saber que o amor que você é não é maior do que o de qualquer outra vida ou visão.

Depois, enquanto vivencia o amor que faz o besouro viver, você se sentirá inclinado a se tornar uno com ele. Juntos, como iguais, vocês irão explorar as flores e o ar, os aromas e os sons musicais. O homem é tão superior que nem sequer se tornou igual a um besouro. Quando você se junta aos sons e às visões da natureza em vez de ouvir e observar, você deixa de precisar do intelecto. Você conhece os mistérios de Deus sem precisar matar para aprender.

O poder desse tipo de amor está no fato de ele elevar as pessoas de suas atitudes normais, permitindo assim que elas comecem a ver a vida e a morte como um processo contínuo. A própria existência é percebida como sendo algo tão grande, tão maravilhoso, que as emoções pessoais passam a ser vistas tal como realmente são: meras reações passageiras a eventos insignificantes. Passamos a compreender e a saber que somos uma parte insignificante num enorme acontecimento, mas, ao mesmo tempo, podemos ser unos com a totalidade do acontecimento. A pessoa que passou por essa mudança de consciência perde de vista sua personalidade, seu crescimento, seu sentimento de superioridade e sua insegurança. Ele passa a compreender que toda a valiosa conscientização está baseada no amor irradiado que recebemos de outras formas de vida. E é isso, não o amor que nós mesmos irradiamos, que sentimos. Estamos aqui para o benefício dos outros. Não temos nenhum valor para nós mesmos; atraímos apenas o que somos.

O amor espiritual, tal como a cura espiritual, é algo que só pode ser conhecido pela experiência. Para alguns, isso está fora do alcance, pois não estão preparados para aceitar uma mudança de consciência ou têm algum sentimento de superioridade. Essas pessoas, incapazes de sentir o amor espiritual, continuarão ridicularizando, desprezando e criticando, como forma de superar suas próprias faltas espirituais.

Para realmente sentir e apreciar a vida, precisamos combinar todas as percepções de imagens, de sons, de cheiros, de toques e de sabores. A melhor maneira de se explicar isso provavelmente seja com o exemplo da luz. Quando se decompõe a luz em suas cores primárias, ela se torna estática, como um arco-íris. Para se apreciar plenamente a luz, ela precisa ser vista como uma mistura de cores e movimentos. A consciência também se move, se modifica. Tudo sempre diz respeito ao agora. O passado e o futuro são imagens, e como tais, não podemos fazer parte deles. Não existe uma consciência espiritual num reflexo do passado ou do futuro.

Conseguir uma mudança de consciência e conhecer a consciência espiritual é se tornar uno com tudo o que existe, vivenciando esse tudo. Quando isso acontece, nossa percepção passa do nível de observar para o de vivenciar. Nossas idéias a respeito de Deus deixam de ser teorias e conceitos filosóficos para se tornar consciência. Tornamo-nos um com Deus e um com toda a criação do pensamento amoroso, tudo ao mesmo tempo. E é essa consciência amorosa que forma a base para a cura espiritual. Conhecer Deus significa abandonar o próprio eu para se tornar parte da totalidade da consciência criativa.

As pessoas sem consciência espiritual tentam definir Deus, mas como se pode definir algo que você não viu e nem vivenciou? Tentar definir alguma coisa com o seu atual vocabulário equivale apenas a usar palavras sem sentido para criar a imagem dos seus próprios pensamentos. É impossível definir com palavras a totalidade do amor criativo. A única maneira de se conhecer Deus é tornando-se uno com a experiência de Deus. E no momento em que você pára querendo explicar as emoções dessa experiência a outra pessoa, você perde a consciência espiritual e volta a ficar limitado pelas palavras.

É impossível transmitir a alguém a experiência emocional da consciência espiritual através de explicações; é exatamente como a fotografia de um casamento: ela nunca será capaz de transmitir a quem a vê as emoções de quem esteve presente na ocasião. A cura espiritual significa ajudar outra pessoa a atingir sua própria consciência espiritual, para que ela possa, sozinha, se tornar una com o vento, com o rio, com a luz e com o amor ilimitado que é Deus. O mais próximo que consigo chegar de descrever o indescritível é dizendo que se você puder vê-lo ou ouvi-lo, você não é parte dele e não pode realmente compreendê-lo. Como já disse antes, o amor não é algo que você faz, é algo que você é. Pedir que Deus o cure disso ou daquilo significa não compreender coisa alguma do que foi dito até agora. Deus não faz coisa alguma. Deus é. Deus não cura você, da mesma maneira que ele não lhe causa dor ou desespero. Abrindo-se a uma mudança de consciência, você mesmo se cura. Deus não cura você. Deus não é isso ou aquilo. Deus é a consciência total, uma experiência espiritual. Deus é o que você se torna quando aprende a abrir mão, a desistir e a se afastar do que acredita ser. A montanha não pode se tornar una com um grão de areia, mas um grão de areia pode se tornar uno com a montanha.

Meta espiritual

O único valor que temos está no que podemos fazer pelos outros. Isto é a cura espiritual, pensamentos de amor para beneficiar os que nos cercam. As pessoas negativas absorvem a energia dos outros. Tente impedi-las e veja o que acontece. Você se tornará cada vez mais fraco, à medida que elas absorverem energia de você e, como você propositalmente não está transmitindo energia, também não estará criando mais para substituir o que lhe está sendo absorvido.

Isso tornou-se óbvio em minha vida desde muito cedo. Eu me lembro de ter ido ao médico por algum motivo e ver, do outro lado da sala de espera, uma senhora, com ar de muita preocupação, segurando um bebê no colo. Ele ainda era muito pequeno, talvez com um ou dois meses de vida, e sua aparência era terrível: pálido, doente, inerte. Enquanto eu o observava, senti como meu amor por ele aumentava e senti também como esse amor era absorvido de mim de maneira extraordinária. Por não ter certeza do que estava acontecendo, eu tentei impedir tudo aquilo. Cruzei os braços, cruzei as pernas e tentei me conter, mas não fez muita diferença. Esse amor, que era eu, continuava se irradiando até o bebê, que necessitava muito dele. Depois de algum tempo, comecei a me sentir totalmente esgotado, e já que estava obviamente perdendo a batalha quanto a conservar a minha energia, resolvi fazer tudo com mais calma e deixar que a energia fluísse sem nenhum pensamento egoísta. Eu senti como me tornei uno com o bebê justamente quando ele começou a melhorar. Uma cor rósea voltou-lhe às faces, ele começou a mexer os bracinhos e as perninhas e depois a fazer caretas; a expressão de alegria no rosto da mãe fez com que eu conhecesse a alegria de dar amor. Longe de me sentir esgotado, eu estava estimulado. Eu estava recebendo mais do que tinha dado, pois tinha me tornado uno com outro espírito de amor.

Outra lição a respeito do amor ocorreu num dia quente de verão. Eu tinha ido comprar selos numa agência dos correios. Quando cheguei lá, a fila era enorme, mas como minha carta era urgente, não me restava nenhuma alternativa a não ser a de esperar. Na minha frente estava uma mãe com uma pequena garota de uns sete ou oito anos, que carregava um enorme ramalhete de flores do campo na mão. Quando chegou sua vez de ser atendida, logo se tornou evidente que a mãe era uma daquelas mulheres que gostam de falar. Você certamente conhece o tipo: uma mulher que adora bater papo, achando que todos estão interessados em suas receitas de cozinha, no que o gato aprontou na noite anterior e assim por diante. Pois ela não parava de falar. Aparentemente, ela estava de férias.

"Nunca tínhamos passado as férias no campo antes", disse ela, e todos fomos obrigados a ouvir um discurso a respeito da beleza dos nossos campos e das nossas florestas, e dos passeios bucólicos que fizera. (Será que ela achava que já não conhecíamos isso tudo? Afinal, nós vivíamos ali! E eu só queria comprar selos!)

Foi então que a menina começou a falar.

"Ah, não", pensei. "A garota também é tagarela."

"Eu colhi essas flores nas sebes", disse ela, obviamente muito satisfeita consigo mesma.

"Pois você não deveria ter colhido essas flores", pensei. "É contra a lei e você deveria voltar lá e colocá-las onde as achou."

A essa altura, as demais pessoas na fila estavam começando a ficar inquietas, de maneira que a funcionária da agência, tendo percebido que de lá não sairia mesmo nenhuma fofoca aproveitável, lhe entregou o troco e passou a me atender. A mãe e a filha saíram da agência, sem sequer perceber a grande agitação que tinham causado. Comprei meus selos, fui até a porta e foi quando me senti tomado por um terrível sentimento de culpa. As duas apenas estavam de férias, provavelmente pela primeira vez. Por que eu não tinha desejado coisas boas para elas, esperando que passassem uma boa semana? Por que eu não dissera à garota que seu ramalhete era muito bonito? Isso nada teria me custado e o dia delas teria sido ainda mais feliz. Eu me recusara a retribuir o amor que me fora dado. Literalmente, eu me senti mal, com o estômago embrulhado. É bem verdade que o amor ou a felicidade das duas não tinha diminuído, mas eu poderia ter aumentado seus índices.

Depois de várias semanas, porém, meu estômago ainda embrulhava sempre que eu pensava a respeito do incidente. Até que o amor que eu não tinha retribuído acabou perdendo a intensidade e parou de me fazer mal. Mas se um ato de egoísmo aparentemente trivial como esse pode causar um grande mal, o que acontece com as pessoas que são terrivelmente egoístas ou destrutivas quando a luz da razão tem permissão para brilhar em suas almas? Se é que existe um inferno, deve ser esse — ter de enfrentar os efeitos destrutivos causados pelos nossos próprios atos de egoísmo.

Para usar as forças do espírito e da natureza (de Deus, se você preferir), é preciso que você fique completamente livre das limitações impostas pela "consciência de si mesmo". Você precisa avançar além da expressão humana comum ou da personalidade e se tornar uno com essa consciência maior do amor espiritual divino. Nesse estado não existe julgamento e também não existe nenhuma outra emoção além da força criativa do amor. E quando você se movimenta, livre do corpo e mergulhando no êxtase do amor ilimitado, você abre seu veículo, o corpo, tocando os pensamentos dos outros. E então, se essas pessoas assim quiserem — e somente se quiserem —, elas podem usar o amor que têm como um elo, e se reabastecer com as energias que você está lhes oferecendo.

Durante as sessões de curas espirituais, muitas vezes as pessoas que estão recebendo a energia de amor ficam deprimidas e começam a chorar. Isso não é uma liberação de traumas, como foi descrito nos capítulos anteriores; as reações e as respostas são totalmente diferentes. Você pode não ter qualquer problema para identificar quando uma cura é espiritual, mas a não ser que você vivencie isso, jamais será capaz de compreender totalmente a beleza implícita nela. Durante todo esse tempo, o agente da cura precisa se manter totalmente livre de qualquer emoção física, para poder se unir a forças que não reconhecem o ódio, a inveja, o egoísmo e assim por diante.

Emoções negativas

Com bastante freqüência, me perguntam se tomo alguma medida de proteção contra as emoções ou os pensamentos ruins de outras pessoas. Muitos parecem achar que há necessidade disso, mas por quê? Se os seus pensamentos forem totalmente de amor, então qualquer pensamento que não seja de amor dificilmente irá se misturar com os seus. E para ajudar pessoas com dores emocionais ou espirituais, é preciso se tornar uno com elas.

Isso é bastante simples quando nos lembramos que, na essência, somos apenas espírito, e que juntar-se a um corpo não é muito diferente de juntar-se a um outro espírito. Não é possível ajudar alguém que esteja repleto de ódio ou de raiva sem entrar no interior dessa pessoa e descobrir a causa do surgimento desse problema. E acredite, se você aprender a vivenciar os pensamentos e as ações de outras pessoas dessa forma, você nunca mais julgará os outros. Do lado de fora nunca podemos saber o que fez com que as pessoas se tornassem o que são. Quando penetramos nelas e nos tornamos unos com suas emoções mais profundas, será que podemos honestamente afirmar que nossas atitudes teriam sido diferentes?

Quando alguém que procura minha ajuda está repleto de ódio e de raiva, de ciúme ou de mágoa, preciso saber o que causou esses sentimentos. As causas que os pacientes alegam e as que eu vivencio no interior deles geralmente são muito diferentes. Como agente da cura, meu primeiro passo consiste em ajudá-los a transformar a raiva ou a mágoa numa energia mais criativa. O ódio é uma energia (da mesma forma que o amor também é uma energia), mas trata-se de uma energia usada de maneira errada. Por isso, absorvo em mim todo o ódio e a raiva de que as pessoas querem se livrar. Quando não se permite que alguém expresse sua raiva e se livre dela, ela continua aumentando cada vez mais.

Em outros tempos, quando trabalhei como vendedor, sempre que deparava com uma situação desagradável, como nas ocasiões em que um paciente irritado acreditava ter motivos para reclamar, eu esperava até que ele extravasasse toda a sua raiva, e depois pegava uma caneta e um bloco de anotações e dizia: "Reconheço que há motivos para queixas. O senhor poderia me fazer o favor de repetir exatamente o que disse, palavra por palavra, incluindo todos os adjetivos, para que eu possa encaminhar isso para o meu chefe?" Depois disso, eu aguardava. Você alguma vez já viu alguém tentando repetir algo que foi dito num momento de raiva depois de ter tido oportunidade de expressar completamente essa raiva, expondo por completo suas emoções? Depois de extravasada a raiva, as pessoas não conseguem repetir o texto, por mais que se esforcem.

E se você pedir que elas repitam suas frases para que você possa anotá-las, elas provavelmente tentarão fazer isso uma ou duas vezes. Mas ao tentarem lembrar o que as deixou tão irritadas, a situação toda passará a parecer tola até para elas. Na maior parte das vezes, elas deixam de lado suas atitudes agressivas e até começam a sorrir ou a rir. Mas o que teria acontecido se eu não permitisse que elas esgotassem antes toda a sua raiva? Se eu tivesse reagido também com raiva ou se tivesse discutido, ou ainda se tivesse me afastado, a pessoa teria ficado ainda mais irritada e a situação teria se tornado mais complicada do que era inicialmente.

Às vezes, é claro, a raiva ou o ressentimento tem uma tal profundidade, uma tal intensidade, que são necessárias muitas sessões até que tudo seja liberado e que os que se encontram no caminho achem que não podem suportar mais. Mas desde que eles não se permitam um envolvimento emocional e negativo em suas atitudes com relação à situação, as emoções negativas das outras pessoas não os afetarão. Se uma pessoa sente a necessidade de liberar sua raiva e sua frustração contra mim, ou na minha presença, eu não estaria ajudando a nenhum de nós se tentasse impedi-la ou se simplesmente me afastasse. Suponho que esse seja o verdadeiro significado da recomendação: "oferecer a outra face".

Em alguns casos, a raiva e o ressentimento parecem aumentar quando o agente da cura se limita a ficar parado, sem dizer nada, pois a pessoa está esperando por uma reação, uma resposta, qualquer coisa que lhe sirva de combustível para a sua raiva. Desde que a pessoa que observa as atitudes negativas nada faça, e limite-se a absorver todas as coisas ruins, mesmo que o processo se estenda por horas, dias, semanas ou anos, a pessoa magoada e que está sofrendo sempre acaba extravasando toda a sua frustração. O amor então irá então preencher esse vazio, e isso é a cura espiritual.

Cura a distância

Constantemente, me pedem que cure pessoas que se encontram distantes. Essa forma de cura é chamada de "cura a distância". As pessoas que passaram por uma mudança de consciência não terão dificuldades para compreender isso, nem para receber qualquer energia de cura dessa maneira. Quando alguém recebe amor espiritual como cura, ela se sente livre da dor ou da mágoa, que sempre diminuem à medida que o medo desaparece. Novamente, devo enfatizar que só posso explicar como isso ocorre tomando por base a minha experiência como agente da cura, uma vez que os processos de outros agentes da cura podem ser diferentes dos meus.

Só posso dizer que não me sinto fazendo parte do meu corpo ou da minha mente. Em vez disso, existo a distância, usando meu corpo meramente como veículo de comunicação. Como espírito, existo além do tempo e do espaço e além de todas as dimensões. Eu não conheço quaisquer limites na eternidade do amor. Eu sei que isso pode parecer estranho, e muitas pessoas me perguntam: "Como é possível estar em todos os lugares ao mesmo tempo?"

Eu costumo responder com outra pergunta: "E como seria possível ficar limitado dentro do espaço de um corpo?"

É pelo fato de saber que estou em todos os lugares ao mesmo tempo que a cura a distância é algo tão natural para mim. Tentarei explicar isso melhor. Quando você fala, suas palavras se irradiam em todas as direções; elas podem ser ouvidas acima e abaixo, na frente e atrás, tudo isso ao mesmo tempo. No entanto, pouco importando onde suas palavras sejam ouvidas, elas continuam fazendo parte de você. Suas palavras não deixam de ser você só porque não estão mais nos seus lábios. Exatamente o mesmo acontece com seus pensamentos que, uma vez expressos, passam a existir para sempre.

Quando seu corpo deixa de abrigá-lo e você vivencia a morte, as únicas coisas que lhe restam são os seus pensamentos. A qualquer instante, você sempre é a soma total dos seus pensamentos, que são irradiados a partir do centro do seu espírito. Mas não pode existir um centro para algo que seja fluido, pois a percepção que se irradia pode estar em qualquer lugar. O espírito não tem um centro de organização como o cérebro (que o corpo usa para organizar as percepções físicas). Se alguém, do outro lado do oceano, lhe pede que o cure através dos seus pensamentos, o seu amor percebe isso imediatamente.

A diferença entre a cura espiritual e o que chamo de cura física está no fato de não haver necessidade de contato e tudo poder ser feito de um canto do mundo para outro, ao passo que a cura física necessita de um contato próximo, se bem que não necessariamente direto. Todas as curas espirituais, na verdade, são curas a distância. Como já está implícito no nome, a cura a distância significa que a pessoa tratada não precisa necessariamente estar perto do agente da cura.

A diferença entre esses dois tipos de cura é fundamental. A cura física atua diretamente sobre o corpo ou sobre a mente que controla o corpo. Trata-se de uma energia física ou emocional, na forma de campos eletromagnéticos, que fornece ajuda física direta a outra pessoa. A cura espiritual usa a força do amor com uma energia não quantificável para possibilitar que outra pessoa se cure espiritual, física e emocionalmente. O motivo pelo qual a distância não é barreira para a cura espiritual é o fato de que a distância não é barreira para nenhuma atividade espiritual.

Nossos pensamentos espirituais viajam no tempo e no espaço para influenciar, desde que sejam aceitos, outras formas semelhantes de pensamento. Tudo o que existe vibra e possui seu próprio campo eletromagnético que vibra no espaço, sendo recebido por qualquer coisa que esteja em harmonia com ele. É como receber um sinal de rádio. Alguns dos meus casos de cura mais bem-sucedidos trataram-se de curas a distância. É estranho, mas dois deles foram muito semelhantes; ambos tratavam-se de tumores no cérebro.

O primeiro ocorreu por volta de 1984. Sue, uma grande amiga nossa que estava trabalhando em Londres, começou a ter dores de cabeça muito fortes. Ela procurou um médico e este confirmou o que ela temia: tratava-se de um tumor cerebral. Depois de se submeter a um tratamento com radioterapia, as dores continuaram e o tumor não foi extirpado. Posteriormente, disseram-lhe que sua expectativa de vida seria de, no máximo, três meses. Sue, que tinha 43 anos e trabalhava como secretária da diretoria de uma empresa, decidiu que continuaria trabalhando enquanto isso fosse possível.

Foi então que ela pediu minha ajuda.

Eu a encontrei em Londres e, quando passei a mão sobre a sua cabeça, ela gritou de dor. Conforme ela explicou, foi como se alguém lhe tivesse atravessado o cérebro com uma agulha incandescente. Eu lhe disse para me telefonar sempre que sentisse dor, mas que, fora disso, não haveria necessidade de outros contatos, pois eu lhe transmitiria a energia de cura a distância. Isso só funciona quando existe muita harmonia e confiança entre o paciente e o agente da cura. Os resultados não são tão bons quando a confiança não é total e o espírito da pessoa que necessita da ajuda não está completamente sintonizado com os pensamentos do agente da cura.

Durante as semanas seguintes, ela me telefonou várias vezes por causa de dores de cabeça, geralmente do seu local de trabalho. Eu lhe pedia que se trancasse em sua sala, permanecesse sentada calmamente e se concentrasse em mim durante meia hora. Depois desse período, ela deveria me ligar outra vez para confirmar se a dor havia passado. Depois disso, eu me sentava e me concentrava calmamente na figura da minha amiga Sue. Passaram-se os três meses. Ela tinha deixado de ir ao hospital, pois já não havia nada que os médicos pudessem fazer por ela, além de lhe dar analgésicos. Depois de cinco meses, ela não precisava mais de nenhum tratamento meu. Nessa ocasião, eu já lhe dissera que o tumor desaparecera, o que acabou sendo confirmado pelos médicos. E durante todo esse tempo, não voltamos a nos encontrar depois daquela primeira vez em Londres.

Outro caso bastante parecido envolveu uma mulher que vive numa das ilhas do Canal da Mancha. Eu viajara para visitar uma amiga e enquanto estava com ela, ela me disse que há várias semanas sentia dores de cabeça atrás de um dos olhos. Realizei uma sessão de cura para acabar com a dor de cabeça, mas expliquei-lhe que não havia nada de errado do ponto de vista físico, e que a dor estava sendo causada pela doença de uma outra pessoa.

Passados alguns dias, minha amiga me telefonou dizendo que a irmã dela, que chamaremos de Helen, acabara de ser internada num hospital por causa de um tumor na glândula pituitária. Helen não sentia dores de cabeça e os sintomas tinham começado há apenas alguns dias, quando a visão do seu olho esquerdo começou a ficar embaçada. Ela havia procurado um oftalmologista na sexta-feira, um especialista em cirurgias de olhos no sábado, e fora internada na segunda. Depois dos exames, ela foi imediatamente transferida para um hospital neurológico, onde deu entrada na quarta. Decidiu-se que uma operação era necessária, mas como faltavam alguns dias para o Natal, ela foi adiada para o começo de janeiro.

Durante os feriados natalinos, Helen pôde me visitar para um tratamento. Depois disso, a única coisa que houve foi a cura a distância. Eu lhe disse que tinha certeza de que não haveria necessidade de fazer a cirurgia pois a cura a distância faria o tumor desaparecer.

Numa segunda-feira, duas semanas depois, Helen foi internada no hospital e submetida a uma tomografia. Sua operação fora marcada para quarta. Para grande espanto do cirurgião, os exames não revelaram nenhum traço do tumor. E também não havia nenhuma cicatriz, apesar de o tumor ter estado bem visível nos testes realizados em duas ocasiões diferentes no mês anterior. A cura, obviamente, fora bem-sucedida.

Helen tornou-se motivo de muitos debates no hospital e vários especialistas se reuniram para comentar e analisar os detalhes do caso. Eles não foram informados que Helen estava sendo submetida a um tratamento de cura a distância. Ela esteve presente durante as discussões e os debates e no final da reunião um dos médicos quis saber o que ela achava da sua cura impressionante. Ela respondeu que não tinha a menor dúvida de que tudo era devido à cura espiritual. Depois dessa observação, fez-se silêncio na sala e todos passaram rapidamente para o tópico seguinte.

Vale a pena observar que exatamente no momento em que estava tratando de Helen em minha clínica, as dores de cabeça de sua irmã sumiram e nunca mais voltaram. E perguntavam constantemente a Helen se ela sentia dor de cabeça, mas a resposta era sempre negativa.

Na única ocasião em que Helen me visitou, o marido dela, presente na sala, teve uma dor de cabeça que o deixou com a vista turva. Tratei essa dor, embora a própria Helen nada sentisse na ocasião. Atualmente, sua visão está quase totalmente recuperada, apesar de ainda existirem alguns pontos cegos num dos seus olhos. Isso foi atribuído ao fato de o tumor ter afetado uma pequena parte do nervo ótico.

Quando pedi permissão para incluir essa história no livro, o marido de Helen sugeriu que eu acrescentasse o fato de que, quando sua mulher foi hospitalizada pela primeira vez, ele ficara terrivelmente preocupado. Mas depois, repentinamente, compreendeu que tudo se resolveria. Ele diz que foi uma sensação estranha e indescritível. Mais tarde, ele constatou que essa grande sensação de calma ocorrera exatamente quando sua cunhada me telefonou, pedindo que eu ministrasse a cura a distância.

A cura a distância é uma energia muito poderosa. Eu a uso em todas as situações. Já estive com pessoas, no sentido espiritual, durante funerais, para lhes dar força e apoio, e também em entrevistas para lhes dar confiança, além das situações usuais de cura a distância. Muitas vezes, me confirmaram que a pessoa que recebe a cura a distância sabia da minha presença porque outras pessoas presentes também a sentiram. O problema disso tudo está na impossibilidade de obter qualquer tipo de prova, e no fato de que os céticos preferem duvidar e ridicularizar — até que eles também necessitem da ajuda que apenas um agente da cura pode lhes proporcionar.

Eu não posso provar que os benefícios trazidos pela cura a distância se originam em mim. Não existe um único agente da cura capaz de dar essa prova. Nós sabemos o quanto isso é verdade, mas temos que deixar por isso mesmo. Para nós o fato de sabermos disso é que importa, não a possibilidade de provar. Como é que se prova a alguém que nasceu cego que existe um crepúsculo ou uma aurora, ou como se explica a ele a beleza das papoulas floridas em meio a um campo de trigo? Como se prova a alguém que nasceu surdo a beleza dos sons da água borbulhante de um riacho ou do canto de um rouxinol? Eu não posso provar a você, ou a qualquer pessoa, as experiências que tenho quando estou livre deste invólucro que é meu corpo.

Curar para libertar a vida

Como agente da cura, meu objetivo nem sempre é preservar a vida. Isso pode soar muito estranho, mas já me aconteceu com tanta freqüência que simplesmente passei a aceitar o fato. A primeira vez que isso se tornou óbvio para mim foi logo depois que ingressei no campo da cura. Naqueles primeiros tempos, quando eu ainda não era uma pessoa muito ocupada, eu me mostrava disposto até mesmo a viajar para outros países para curar pessoas, caso me pedissem. Numa ocasião, eu recebi um telefonema de uma senhora que morava a umas oitenta milhas de distância. Ela pediu que fosse até lá e ajudasse seu marido que estava morrendo por causa de um câncer de pulmão. Minha mulher e eu partimos e, quando já estávamos a umas cinco milhas de distância, tivemos de telefonar para pedir instruções mais claras, uma vez que estávamos procurando um pequeno vilarejo.

"Sinto muito ter pedido que viesse", disse-me a senhora, "mas o médico acabou de passar por aqui e não espera que John sobreviva por mais de uma hora. Temo que tudo isso será inútil."

"Já que chegamos até aqui, será que não podemos passar aí e vê-lo assim mesmo?", perguntei. Alguns minutos depois, estávamos na sala da casa, onde haviam colocado uma cama para John. Sua aparência era horrível — ele estava inconsciente e tão mal quanto seria de se esperar segundo o prognóstico médico. Enquanto a mulher dele foi preparar um chá, atravessei a sala e coloquei minha mão sobre a cabeça dele, depois sobre seu coração e depois, após uns quinze minutos, outra vez sobre a cabeça. Passados uns vinte minutos, ele abriu os olhos. Dez minutos depois estava sentado na cama e meia hora mais tarde estava tomando um chá e conversando. O médico voltou e, como era de se esperar, ficou espantado. Naturalmente, estávamos todos satisfeitos quando finalmente fomos embora, prometendo voltar na semana seguinte.

Exatamente a mesma cena se repetiu na semana seguinte. John estava outra vez à beira da morte, inconsciente, e o seu médico, depois de visitá-lo, contando com o desenlace em questão de algumas horas. Aparentemente, ele tivera uma impressionante melhora considerando seu estado, durante a primeira parte da semana, mas depois, aos poucos, retornou ao estado em que se encontrava agora. Repeti todo o tratamento de cura e obtive os mesmos resultados. John tomava chá quando partimos da casa dele. E na semana seguinte, tudo se repetiu: John estava morrendo. Ele havia se recuperado apenas o suficiente para viver mais uma semana de sofrimentos para ele e de desespero para a mulher. Aquilo não poderia continuar assim. Eu estava interferindo num processo natural, no direito que alguém tem de voltar para casa quando é chamado. Pode parecer terrível, mas eu deliberadamente inventei uma desculpa para não voltar lá na semana seguinte e ele faleceu no dia previsto para a minha visita. A única coisa que eu fizera nas semanas anteriores fora postergar o inevitável, causando dores prolongadas e muito sofrimento para o casal. Eu não tenho o direito, espiritual ou não, de decidir quem deve viver e quem deve morrer.

Muitas vezes, ajudei pessoas a passarem deste mundo para o outro. Eu me recordo de uma situação particular. Uma senhora — vamos chamá-la de Jean — telefonou e pediu que eu a visitasse. Jean sofria de um tipo de câncer pulmonar terrível que, segundo ela, iria se espalhar lentamente por toda a região, e acabaria provocando sua morte por sufocamento. Em torno de sua cama, havia cilindros de oxigênio que ela usava às vezes, quando a falta de ar se tornava insuportável. Ela tinha 55 anos e fora informada de que viveria mais uns seis meses — um destino terrível. Durante uma semana, eu a visitei em dias alternados. Desde o início, eu sabia que não iria alterar seu estado, mas ela parecia se sentir um pouco melhor e menos perturbada. Depois de algumas visitas, ela me fez uma pergunta direta: "Você acha que será capaz de me curar?"

Eu lhe respondi: "Eu não curo ninguém. Eu apenas dou o que tenho para ajudar as pessoas a se curarem. É Deus quem decide se você vai ficar aqui ou vai passar para o outro mundo." Depois, perguntei se ela costumava rezar.

Ela disse que tinha esse hábito.

"Então, por que não pergunta a Deus?"

Sugeri que, naquela noite, quando estivesse fazendo suas orações, ela dissesse a Deus: "Se a Sua intenção é a de que eu deixe este mundo, aceito Seu desejo com amor e compreensão. E também se a Sua vontade for que eu continue aqui, mesmo inválida, eu a aceito com amor e compreensão. Mas, por favor, não me deixe sem uma resposta. Revele-me Suas intenções e Seus desejos com relação a mim."

Eu pretendia voltar apenas dois dias depois, mas, no dia seguinte, recebi um telefonema do filho dela, pedindo que fosse para lá imediatamente. Quando cheguei, ela respirava com muita dificuldade e a família esperava o pior, apesar de o médico a ter visitado na véspera e confirmado que Jean ainda teria uns seis meses de vida. Sentei-me na cama ao lado dela.

"Por que todos estão chorando?", perguntou ela, olhando para os parentes que a cercavam.

"Eles estão preocupados com as dores que você deve estar sentindo", respondi.

"Mas eu não sinto nenhuma dor", disse ela, parecendo intrigada com a explicação que eu lhe dera.

Essa frase foi dita por uma mulher que se esforçava para conseguir respirar, e cujos pulmões pareciam estar em agonia.

"Eu estou morrendo?", perguntou ela.

"Você pediu uma resposta a Deus, tal como conversamos ontem?", indaguei.

Como um sorriso lindo no rosto, ela respondeu: "Pedi, sim."

"Nesse caso, você está recebendo sua resposta, não é mesmo?"

Depois disso, ela fechou os olhos e adormeceu. Cerca de cinco minutos depois, vi o espírito dela saindo do corpo. Ela simplesmente deu o sorriso mais lindo que eu já presenciara em toda a minha vida, antes de flutuar para longe. O invólucro agora vazio parecia ser exatamente como era antes, vivo e respirando, mas eu sabia que não havia mais vida nele. Mas o corpo ainda tinha energia suficiente para continuar vivendo um pouco por conta própria. Desci as escadas e aguardei os acontecimentos. Passou-se meia hora antes de ouvir soluços de dor no quarto, indicando que o corpo dela chegara ao final da jornada.

Agora, quando me pedem que eu veja alguém em fase terminal, não tenho mais idéias preconcebidas a respeito do que devo fazer. Eu simplesmente vou com a intenção de liberar qualquer coisa que seja preciso liberar, e de fazer o que deve ser feito. Muitas me dizem: "Você não veio sozinho. Alguém veio com você. Eu consigo ver e sentir essa outra presença."

Muitas vezes, esse outro alguém leva para o outro mundo a pessoa que vim ver. Morrer é muito fácil, desde que não se tenha medo. Os prognósticos feitos pelos médicos muitas vezes não estão certos, e eu nunca concordaria em me deitar e morrer simplesmente porque alguém espera que eu faça isso. Mas se eu tivesse certeza de que o corpo físico seria incapaz de sobreviver, por um ou outro motivo, eu aceitaria isso. Ninguém jamais poderá dizer a meu respeito: "Ele não se entregou com facilidade." Eu realmente não vejo motivos para tentar continuar num corpo que o está rejeitando. Se chegou o momento de você voltar a uma outra dimensão, você o fará. E se não for hoje — com aceitação da libertação — será amanhã, depois de uma luta terrível que servirá apenas para prolongar sua agonia.

Quando minha hora chegar, estarei preparado para partir. Não pretendo esperar até que meu corpo se desintegre e que eu vivencie todo o seu colapso antes da minha partida. Eu já vi pessoas demais lutando e o sofrimento que provocam para si mesmas nessa luta final é algo pavoroso de se presenciar. E também vi pessoas aceitando a morte com dignidade, sabendo que experiências melhores aguardam por elas. Suas atitudes e suas emoções são totalmente diferentes, quando mergulham na morte e saem de seus invólucros.

Eu realmente acho uma barbaridade a mania que temos de tentar manter as pessoas vivas com drogas, apesar de todas as indicações ao contrário. A única verdadeira responsabilidade que temos com relação às pessoas cujo tempo está se escoando é dar-lhes amor e quando isso não é suficiente para mantê-las conosco sem dores e sem problemas, elas se vão em paz. Isso não significa que eu seja contra os analgésicos ou contra qualquer outra forma de tratamento. Mas, por exemplo, usar drogas para manter pessoas idosas vivas quando elas sentem muitas dores, provavelmente sem sequer estarem conscientes, é um comportamento desumano. Geralmente, o espírito dessas pessoas já partiu, e os médicos estão apenas lutando para manter um cadáver respirando. Isso não representa uma crítica contra os médicos, que fazem exatamente o que se espera deles. O erro está no sistema todo e na cultura dentro da qual vivemos.

Por exemplo, tenho uma amiga cuja mãe idosa já passara dos noventa anos de idade. Ela estava passando o crepúsculo de sua existência numa clínica, pois em casa não havia segurança suficiente para ela, que precisava de atenção constante. Ela era duplamente incontinente e tinha problemas nos quadris que lhe causavam dores intensas. Além disso, ela perdera a memória, não conseguindo lembrar-se sequer do que fizera no dia anterior. Sua vida restringia-se agora a um pequeno quarto. Ela era incapaz de ler, de ver televisão ou de manter uma conversa sensata. Ela apenas queria morrer, "voltar para casa", como costumava dizer.

Depois ela pegou um resfriado que se transformou numa pneumonia, uma maneira calma e pacífica de deixar este mundo. Mas não, contrariando o desejo dos familiares, os médicos lhe deram antibióticos e ela se recuperou. Isso voltou a acontecer várias vezes e ela sobreviveu durante mais quatro anos de grandes sofrimentos. Eu consigo entender a posição dos médicos. Eles estariam desrespeitando as leis se agissem de outra maneira. Casos como esse colocam os médicos numa posição muito desagradável, mas, de alguma maneira, parece ser contra a natureza prolongar a vida em tal situação. A cura faz muito mais do que apenas manter as pessoas vivas ou libertá-las de dores ou problemas físicos. Ela dá ao espírito a liberdade de voltar para casa dignamente quando chega o momento.

Alguns leitores certamente irão perguntar agora como é que eu posso saber disso. Um dos motivos é que, em várias ocasiões, os que deixaram seus invólucros terrestres retornaram para mim com mensagens de agradecimento e com relatos pessoais de como são as coisas no outro mundo.

Uma dessas experiências dizia respeito a uma senhora que morrera de câncer. Alguns dias depois de sua passagem para o outro mundo, ela voltou. A expressão cansada e exausta de sofrimento sumira: em vez disso, na minha frente estava uma expressão de amor, envolta numa luz branca e brilhante. Eu a reconheci através dos seus olhos. Ela me contou da beleza e da paz do lugar para onde voltara, do enorme amor do qual estava fazendo parte agora. Ela me contou que morrer e deixar o corpo tinha sido tão fácil que, se conseguisse evitar ter de nascer outra vez, repetiria tudo de novo. Às vezes, os que estão morrendo sentem tanto medo de voltar para outro mundo que, em vez de se soltarem para o retorno, acabam insistindo em permanecer nesta dimensão. Algumas pessoas ficam apavoradas com o que pode estar esperando por nós. Geralmente, por causa das religiões nas quais foram criadas, a idéia de sofrimento eterno serve para impedir que o espírito liberto volte para casa.

Eu me lembro de um caso particular, ocorrido com uma jovem de uns treze anos de idade. Tinham pedido que eu fosse exorcizar um fantasma numa antiga mansão. Aparentemente, havia algo na cozinha que estava causando muita preocupação entre os empregados. A presença era reconhecida como uma sensação fria que se movimentava pelo espaço; por vezes, ela era visível, mas em outras ocasiões manifestava-se apenas como uma descarga elétrica. Eu fui para a cozinha e, num sentido espiritual, fiz contato com uma jovem garota que me disse que trabalhara ali e que se sentia segura naquele lugar. Ela morrera muito jovem, mas, em vez de passar para a luz que podia enxergar, como fora instruída a fazer depois que deixasse o corpo, ela ficou onde estava por acreditar que estava destinada a ir para o inferno. Em algum momento antes de morrer, ela fora desobediente e lhe disseram que as meninas rebeldes iam para o inferno. Para ela, o inferno significava toda uma série de terríveis castigos e as emoções de medo eram tão fortes que ela não conseguia se libertar, permanecendo nesta dimensão. Eu pude ajudá-la, dando-lhe a confiança necessária para fazer a transição para um mundo de amor. A atmosfera naquela cozinha imediatamente voltou ao normal.

Nessas situações, fui muitas vezes chamado para ajudar pessoas a morrerem e a fazerem suas jornadas em direção a novas dimensões. Às vezes, em espírito, viajo acompanhando essas pessoas. Como elas me conhecem e confiam em mim, concordam em iniciar a jornada em minha companhia. Conforme já expliquei antes neste livro, eu não sou do meu corpo. Como estou espiritualmente consciente disso, os que voltaram à consciência espiritual me permitem ajudá-los de modo que, juntos, possamos seguir para um mundo que é mais sentido do que visto. A beleza, a paz e o amor pelos quais procuramos na jornada são coisas magníficas, e quando esse amor envolve o espírito que estou ajudando, outros aparecem e se encarregam da tarefa que iniciei. Se todos fossem capazes de viver, pelo menos uma única vez, um tal evento, tenho certeza de que isso acabaria modificando o mundo inteiro.

8

Na Poltrona Ejetável

Freqüentemente, há muita confusão entre as expressões "espiritual" e "espiritualismo". Espiritual significa "de Deus", "dado por Deus", "com o amor de Deus". Quando aplicado à cura, espiritual significa "com o amor de Deus"; ao passo que o espiritualismo é uma filosofia ou crença de que os espíritos dos mortos são capazes de se comunicar com os vivos. Não tenho nenhum argumento quanto a isso, e muitos espiritualistas são excelentes agentes da cura. Iniciei meu trabalho como agente da cura graças ao encorajamento e a ajuda que recebi do movimento espiritualista, apesar de não praticar o espiritualismo. Os espiritualistas são pessoas que passaram por uma mudança de consciência ou que sempre tiveram percepção espiritual além da física.

Espiritualismo

O espiritualismo moderno teve suas origens em 1848; mais exatamente, numa casa de campo situada em Hydesville, no Estado de Nova York. Essa casa foi assombrada por muito tempo por vários sons e manifestações do tipo *poltergeist*, principalmente por sons de batidas durante a noite. Uma garota que morava na casa, Katie Fox, longe de se sentir amedrontada com os barulhos e com as batidas noturnas, começou a responder com outras batidas e com mais barulho. Não demorou muito tempo para que ela constatasse que estava recebendo algum tipo de resposta inteligente, de modo que elaborou um código simples e começou a conversar com o misterioso visitante. Suponho que seria possível afirmar que ela inventou o tabuleiro ouija.

As mensagens que recebeu do visitante invisível lhe disseram que ele fora um mascate e que fora assassinado naquela casa; agora, ele estava exigindo um enterro decente. Parece que pouco foi feito com relação ao mascate, se bem que seus restos mortais foram encontrados debaixo do assoalho do porão. Mas a notícia não demorou a se espalhar e multidões cada vez maiores começaram a se juntar. Pouco tempo depois tinha-se a impressão de que a casa recebia tantos visitantes desta dimensão quanto da outra. Katie e suas irmãs acabaram se mudando para uma cidade próxima, onde passaram a vida dedicando-se a atividades mediúnicas.

Pouco tempo depois, outros médiuns começaram a surgir por todo o território dos Estados Unidos e nunca faltou espíritos que quisessem conversar com eles. O movimento espiritualista começara e com ele chegara uma filosofia inteiramente nova a respeito do que acontece com o espírito quando ele se liberta do corpo. Obviamente, nada disso era novidade. Os antigos egípcios eram muito mais sofisticados em sua maneira de se comunicar com os mortos e acredita-se que seus sacerdotes possuíam conhecimentos que lhes permitiam fazer longas viagens sem a necessidade de levar seus corpos consigo.

Talvez eu deva deixar bem clara a minha posição quanto a tudo isso. Eu aceito, não como fé, mas como fato, que somos capazes de deixar nossos corpos e que realmente fazemos isso. Acredito que meu corpo seja algo que eu uso, não algo que sou. A vida após a morte existe, e nós podemos nos comunicar com alguns dos que morreram. Se devemos ou não fazer isso, é uma questão completamente diferente.

Depois dos primeiros trezentos anos de existência do cristianismo, a igreja decidiu acabar com todas as oposições à sua autoridade, chegando ao ponto de até mesmo negar alguns dos princípios sobre os quais se baseava. Alguns desses princípios são a crença na vida após a morte, o fato de os espíritos dos que partiram poderem guiar-nos e ajudar-nos em nossa vida na terra, que morrer e partir são coisas simples, que usando o amor do nosso próprio espírito qualquer pessoa pode curar e que a cura mútua é uma atividade humana necessária.

Os primeiros líderes cristãos eram todos agentes da cura e médiuns (ou seja, profetas), mas quando o imperador Constantino assumiu sua posição de líder da igreja católica, no ano 312, ele escolheu como conselheiros pessoas cujos dons não eram maiores do que os dele mesmo.

E como ele não tinha dons, foi apenas uma questão de tempo até que todos que tinham dons espirituais fossem considerados uma ameaça à autoridade dele, sendo sujeitos ao escárnio ou a destinos ainda piores. A cerimônia e a superioridade assumiram o lugar outrora ocupado pelos dons espirituais e pela igualdade. E quando se pensa que o imperador Constantino foi um pagão que idolatrava o sol até momentos antes de morrer, isso não chega a ser uma surpresa.

Conseqüentemente, o renascimento da crença no sobrenatural foi considerado uma ameaça direta à religião ortodoxa, que se baseia em dogmas. No decorrer dos anos, a Igreja tentou desesperadamente acabar com o espiritualismo, sem consegui-lo, uma vez que o espiritualismo dava às pessoas esperanças de um futuro e respostas a perguntas que a Igreja não conseguia responder. Bem mais tarde, quando a igreja compreendeu que muitas coisas boas estavam sendo feitas pela cura espiritualista, ela começou a aceitar e também a oferecer "curas pela fé", como se ela tivesse descoberto isso sozinha e como se apenas ela tivesse a autoridade necessária para fazer uso dela, continuando a se opor aos que reintroduziram a idéia.

Por causa disso tudo, vivemos atualmente uma situação absurda em que muitas religiões ortodoxas afirmam que todas as curas devem ser feitas sob sua supervisão direta. De acordo com essas religiões, as curas praticadas por terceiros podem não ser genuínas, e até representar graves perigos. Também temos vários tipos de religiões ditas da "nova era", que são ocorrências diretas do espiritismo. No entanto, elas estão longe de ser "novas" (quase todas têm raízes celtas). Temos também várias filosofias orientais que atraem um grande número de seguidores, além de muitas organizações e grupos evangélicos, que são, todos eles, variações da antiga Igreja Católica. Cada um deles acredita que apenas sua religião merece a confiança e a lealdade de Deus; que todos os demais estão de certa forma enganados e que provavelmente estão causando grandes estragos espirituais aos seus seguidores.

Pessoalmente, eu não acredito que tenha muita importância qual possa ser a sua filosofia predileta. Não existem duas pessoas idênticas e cada um deve escolher a filosofia moral que melhor lhe permita amadurecer espiritualmente e ajudar aos demais, sempre que for preciso. Minhas opiniões a esse respeito são bastante simples. Eu acredito num

Deus único, numa força criativa e amorosa. Acredito também que Ele se comunica com o mundo através da beleza de Sua criações, e que nós nos comunicamos com Ele através do amor que passamos adiante pela vida dos outros. É simples e é apenas isso. Para mim, a cerimônia e o ar de superioridade de muitas religiões eliminam a fé da crença e do saber.

Experiências fora do corpo

Muitas pessoas já tiveram uma experiência fora do corpo. Para alguns, isso é assustador, algo que não querem, em hipótese alguma, repetir. Para outros, é uma coisa maravilhosa. Para mim é algo completamente natural e é o estado que assumo quando estou curando.

É como dirigir um carro. Quantas vezes você já viajou para algum lugar, e depois percebeu que é incapaz de se lembrar de parte da viagem? O cérebro, ou melhor, o seu computador, foi programado para dirigir o carro. E desde que o computador não depare com alguma situação que não vivenciou antes, ele dirigirá o carro perfeitamente bem sem que você tome consciência da viagem. Você, o espírito, estará em algum outro lugar. Nesse caso, obviamente, não se trata de uma experiência fora do corpo, mas o exemplo serve para dar uma idéia de como a coisa funciona para os que não a conhecem.

Conforme já expliquei, estamos eletronicamente lacrados em nosso corpo pelas experiências de vida que tivemos durante os anos anteriores. Desde que o fluxo da energia eletromagnética seja mantido, não existe uma maneira pela qual possamos vivenciar facilmente a vida "sem o corpo". No entanto, se pudermos reduzir o fluxo de energia, então a posse magnética que a energia do corpo tem sobre nós diminuirá um pouco e seremos capazes de lembrar de alguns minutos de experiências fora do corpo.

Um exemplo típico desse fenômeno ocorre quando um anestesista reduz excessivamente a atividade das ondas cerebrais durante uma operação. Numa situação como essa o paciente sente que está flutuando em direção ao teto e assistindo à cirurgia realizada no seu próprio corpo. Quando o efeito da anestesia diminui e o nível de atividade cerebral aumenta, o espírito é rapidamente puxado de volta para o estado original.

No final da vida, quando o cérebro se torna cada vez menos apto a gerar energia, começamos a sentir com mais freqüência essa sensação de flutuação. Posteriormente quando as funções cerebrais cessam completamente e o nosso fluxo de energia é interrompido, nós simplesmente flutuamos livres do nosso corpo para retornarmos à vida onde a deixamos antes de vir para esta dimensão física na Terra.

Em qualquer situação em que o nível de energia da pessoa esteja abaixo do necessário para prendê-la ao seu corpo, ela pode vivenciar pelo menos o início de uma experiência fora do corpo. O primeiro sintoma de uma tal experiência geralmente é a sensação de estar flutuando. Muitas vezes, as pessoas dizem que se sentem como se estivessem saindo de seu corpo; em algumas situações extremas, elas ficam se observando de fora por alguns momentos, como se seu corpo pertencesse a outra pessoa.

O caso mais bizarro do qual me lembro foi o de uma mulher que me procurou por achar que estava enlouquecendo. Ela se via constantemente em outras partes da sala. Essa mulher tinha problemas em praticamente todos os aspectos de sua vida. Ela era casada com um alcoólatra, tinha preocupações financeiras, problemas pessoais de saúde, filhos delinqüentes e pais em idade avançada. Não era de se espantar que seus níveis de energia estivessem baixos. Ela estava despendendo de quantidades enormes de energia com preocupações pessoais e com seu mau estado de saúde; e seus familiares sugavam dela toda a energia que conseguiam. Numa situação como essa, os níveis de energia normalmente tendem a diminuir; aliás, no caso dela, diminuíram tanto, que seu espírito começou a se afastar do corpo.

Muitas vezes, pouco antes de dormir ou de acordar, as pessoas têm a sensação de não estar no seu corpo. Enquanto dormimos, nossa energia, ou melhor, nossa atividade cerebral, se mantém no seu nível mais baixo, e são muitas as pessoas que passam por experiências fora do corpo durante a noite. Porém, contanto que o cérebro continue funcionando, a ligação magnética entre o espírito e o corpo continua existindo. No momento em que o cérebro é ativado, os níveis de energia aumentam e o espírito é puxado de volta para o corpo.

Pessoas que já tiveram experiências fora do corpo falam a respeito de um cordão brilhante que parece ligá-las ao seu corpo. Esse cordão prateado é a corrente elétrica, ou energia magnética, que continua atraindo o espírito até que, por algum motivo, a corrente seja interrompida. É nesse momento que ficamos totalmente separados do nosso corpo na morte. Não tenho a menor dúvida de que isso seja totalmente indolor, pois já vi pessoas morrerem e seu espírito se separar do corpo. Num desses casos foi apenas várias horas depois de o espírito ter partido que o corpo parou de respirar. O espírito pode então retornar para outras dimensões.

Algumas pessoas são capazes de diminuir deliberadamente seus níveis de energia por meio do jejum, de maneira que suas ligações eletrônicas são enfraquecidas, permitindo-lhes as experiências fora do corpo. Certos gurus, faquires e outros místicos aparentemente encontram satisfação em se comportarem dessa maneira contrária à natureza. Pessoalmente, acredito que temos certa responsabilidade em vivenciar esta vida e em aprender a dominar o egoísmo e o medo; não devemos nos colocar deliberadamente à parte da realidade e fora dela, achando que somos especiais por conseguirmos fazer isso.

Quero deixar bem claro que essa prática não deve ser confundida com a meditação, que é algo completamente diferente. Na meditação, a mente é aquietada de tal forma que a consciência física se volta para dentro e entra em contato com algumas das impressões do espírito que está usando o corpo. Em outras palavras, o espírito usa a mente para examinar seus próprios pensamentos. Usando-se os poderes físicos e mentais para que reflitam a consciência física, a imagem que se obtém é quase sempre profundamente relaxante, uma vez que é muito difícil encontrar-se pensamentos que estejam fora de harmonia. A meditação é a arte de observar o próprio espírito, ao passo que a experiência fora do corpo é a arte de se libertar do invólucro físico.

Percepção extrafísica

Um dos aspectos mais estranhos da cura espiritual é a capacidade que alguns agentes da cura têm de se tornar unos com os pensamentos de um paciente de maneira a poder sentir-lhe as dores ou as emoções. Muitas vezes, valho-me dessa técnica para encontrar a localização exata do problema. Na verdade, tudo é bastante simples. Como já expliquei antes, eu não trabalho *a partir* do meu corpo, mas sim *através* dele; e quando estou curando, eu me torno um com os pensamentos da outra pessoa. Sinto o que o paciente sente, sentindo suas dores, que meu espírito observa através do meu corpo. É muito difícil compreender isso quando não se tem percepção espiritual, de modo que tentarei dar um exemplo.

Uma mulher marcara uma consulta comigo. Seu principal problema, disse-me ela, era uma sensação generalizada de depressão. Não havia nenhum motivo que justificasse isso; ela simplesmente se sentia mal. Depois de conversarmos, ela sentou-se na cadeira e passamos pela rotina normal de cura. Depois de uns dez minutos, comecei a sentir dores terríveis na região do fígado. Como eu sabia que não havia nenhum problema no fígado, a causa deveria estar nela. Nesse momento, mergulhei numa concentração espiritual mais profunda, libertando-me das minhas próprias emoções. Passados uns cinco minutos, eu já sabia tudo o que era preciso.

"Na verdade, você não me procurou por causa da depressão, não é mesmo?", arrisquei. "Você acha que está com câncer no fígado e espera que eu de alguma maneira confirme isso e lhe dê o tratamento adequado. Você sente dores nessa região, não é mesmo?", perguntei apontando com o dedo a área do fígado.

"Sim, é exatamente isso", confirmou ela. "Como é que descobriu?"

"É que eu consigo sentir em mim a sua dor. A intensidade dos seus pensamentos e da sua dor passaram para mim e me informaram espiritualmente disso tudo há alguns minutos."

"E é câncer?" Era o momento da verdade para ela.

"Não."

"Graças a Deus", suspirou ela, aliviada.

"E nem sequer é uma dor sua. Não existe nada errado em você ou com o seu fígado."

"Nesse caso, como se explica a dor horrível que sinto?"

"O seu marido não tem andado muito bem, não é?"

"É verdade, mas como é que você sabe disso?"

"Espiritualmente você acabou de me revelar que a dor não é sua. Trata-se da dor do seu marido, que você, por causa da grande intimidade entre vocês, está sentindo no lugar dele."

"E a dor que eu sinto?" Obviamente, ela se perguntava se continuaria sofrendo no lugar dele.

"Agora que você sabe a causa da dor, você não a sentirá mais", respondi. "Exatamente da mesma maneira como assim que deduzi qual era o seu problema, a dor que eu estava sentindo sumiu."

A mulher então me contou que procurara um médico na semana anterior, fizera uma série de exames e estava esperando pelos resultados. Quando ela os recebeu, eram todos negativos.

Muitos dos clientes que me procuram apenas me contam a respeito da dor que está lhes causando o problema maior. Sempre que um paciente faz isso, mais cedo ou mais tarde, acabo captando uma dor da qual não fui informado. Isso é particularmente útil quando o paciente apenas se refere à dor, pois há casos em que eu a sinto num lugar totalmente diferente do ponto mencionado pelo paciente.

No entanto, minha capacidade nesse sentido pode ser um pouco inconveniente em reuniões sociais, principalmente quando alguém não está bem, mas prefere não mencionar o fato. Freqüentemente, capto as dores das outras pessoas e sei de problemas que elas nem suspeitam ainda que possam existir. Eu tento evitar isso, mas nem sempre é possível, principalmente quando estou em estado de meditação. O simples fato de entrar numa loja repleta de gente pode me deixar física e mentalmente esgotado. Eu capto todos os problemas físicos e emocionais das pessoas que estão mais próximas de mim e automaticamente libero energia quando passo perto delas.

Lembro-me particularmente de uma situação envolvendo uma mãe e sua filha. A mãe tinha um câncer no estômago que progredira por muito tempo antes de ser descoberto. A filha, uma mulher de trinta e tantos anos, trouxe a mãe ao meu consultório e me explicou que fora apenas perda de peso e uma sensação de cansaço que levara sua mãe a procurar um médico. Ela acrescentou que em momento algum chegou a sentir dor.

Comecei a usar as técnicas comuns de cura e instantaneamente senti fortes dores no estômago. No entanto, elas vinham da filha, não da mãe. Perguntei à filha se ela sentia dores e ela acabou admitindo que sim. Na verdade, ela sentia fortes dores de estômago havia uns nove meses, mas o médico não conseguia encontrar nenhuma explicação para elas.

E dificilmente teria conseguido encontrar alguma coisa, pois ela, espiritualmente muito próxima à mãe, não estava doente. Ela apenas estava captando a dor da mãe, sem perceber isso. Ela não mencionara as dores por não querer deixar os outros preocupados, principalmente considerando que sua mãe estava tão doente e que seu médico confirmara que ela mesma não tinha qualquer problema de saúde.

Eu também conheci várias crianças, principalmente meninas, que se queixavam de dores para as quais não foi possível encontrar nenhum tipo de explicação. Eu sei de uma pobre garota que sempre se queixava de dores generalizadas, que se manifestavam ora num, ora noutro lugar. Seus familiares acabaram por simplesmente ignorar as queixas dela, acreditando que ela estava exagerando ou simplesmente inventando tudo. Mas quando pesquisei melhor a situação, constatei que ela estava sentindo as dores dos demais membros da sua família. Na verdade, isso já tinha se tornado uma piada na casa dela. "Quando alguém fica com dor de cabeça ou machuca um dedo, pode-se ter a certeza de que Jill também fica com o mesmo problema, como se fosse por contágio", diziam eles. Mas isso não era uma piada para Jill, que realmente sofria as dores. Depois que lhe expliquei o que estava acontecendo, ela passou a ser capaz de identificar de quem era a dor e se distanciar dela.

Muitas pessoas estão espiritualmente sintonizadas com os que as cercam, mas não entendem tudo o que acontece. Isso é particularmente verdadeiro no caso de mulheres que muitas vezes sentem as dores no lugar dos demais membros da família.

Responsabilidade

Muitas vezes me perguntam como consigo lidar com todas essas situações de infelicidade e de dor com que deparo. A verdade é que essas coisas não causam em mim nenhuma tristeza. Pessoas que levam todo tipo de vida me procuram, querendo ajuda para resolver seus problemas. Freqüentemente, a única ajuda que posso lhes dar é amor para tranqüilizá-las em seus medos. Mas uma coisa que nunca sinto é tristeza por elas. E também nunca sinto piedade nem comiseração. Essas pessoas já estão com toda a infelicidade que conseguem suportar; elas não querem que eu a aumente ainda mais. Elas não me procuram para que eu as deixe ainda mais conscientes dos seus problemas. Elas me procuram para poder se juntar à minha paz, ao meu amor e ao meu contentamento, o que as ajuda a superar seus medos e suas dores. Eu nunca sinto pena de ninguém. Isso pode parecer horrível, mas é a pura verdade. Elas vivem cercadas de outras pessoas que sentem pena delas, e o que isso adianta? Elas querem amor e compreensão, o que lhes proporciona uma sensação de paz e de contentamento. É preciso compreender que os sentimentos de pena e de piedade não curam; eles são negativos, não positivos.

Os agentes da cura acreditam que os pensamentos positivos e de amor formam a base da cura a distância. Os religiosos rezam pedindo ajuda e cura para os doentes e sabem que suas preces são atendidas. É exatamente isso que o agente da cura faz com suas orações e seus pensamentos de cura. Conseqüentemente, se pensamentos positivos para o bem dos outros podem beneficiar as pessoas, não é lógico supor que pensamentos negativos ou de preocupação causem um efeito exatamente oposto? Isso se torna ainda mais provável se considerarmos que os pensamentos negativos e de preocupação costumam ser contínuos, ao passo que os pensamentos de cura normalmente ficam presentes na mente apenas durante o tempo necessário para se fazer a prece.

É surpreendente como até mesmo os que enviam preces e curas a distância pelo bem-estar de outros perdem tempo preocupando-se com eles mesmos e com suas famílias. Muitas pessoas se esquecem de que qualquer pensamento forte afeta o alvo para o qual é direcionado. Quando isso é feito de forma positiva, com boas intenções, os efeitos são benéficos. Mas quando o pensamento é negativo, repleto de preocupações, o efeito pode ser extremamente prejudicial. É muito freqüente que pais se preocupem com a saúde dos seu filhos ou que os filhos se preocupem com a situação dos pais. Isso pode estar sendo feito por amor, mas será que eles não compreendem que esses pensamentos negativos servem apenas para piorar o problema em vez de resolvê-lo? Será que não entendem que estão contribuindo para aumentar ainda mais a dor daqueles que já estão sofrendo?

Nações inteiras se preocupam com as pessoas que vivem em países que estão em guerra. Mas esses pensamentos são negativos e nada provocam de bom. Os noticiários de televisão estão sempre repletos de más notícias, fazendo com que milhões de pessoas se preocupem com o clima, com a saúde e com o meio ambiente. Pensamentos negativos como esses nada fazem contra as privações, as dores e outras dificuldades enfrentadas pelas pessoas no mundo inteiro. São de pensamentos positivos e amorosos que as pessoas, as famílias, as comunidades e as nações precisam. Você deveria parar de se preocupar com seus filhos. Em vez disso, pense neles com amor. A sua preocupação nada irá modificar; ela apenas servirá para aumentar ainda mais os problemas deles. Toda cura a distância, todas as orações sempre têm como base o amor positivo de alguém que está sendo transmitido para quem necessita dele.

E assim chegamos a um ponto muito importante. Quem é responsável pelo poder de cura? Deus, algum anjo, um espírito-guia ou nós mesmos? Conforme já vimos na primeira parte deste livro, o corpo é uma enorme bateria que produz eletricidade. Ele utiliza essa energia para se manter em bom estado e, freqüentemente, tem um estoque extra que outras pessoas podem usar. Isso tudo está se tornando conhecido como a ciência da bioeletricidade e nada tem a ver com Deus, com anjos, com espíritos ou com qualquer outra coisa de natureza metafísica. Uma grande parte da cura que vemos atualmente pode ser incluída nessa categoria.

A cura espiritual é diferente. Trata-se de um poder latente em todos os espíritos e geralmente mais encontrado nas pessoas positivas do que nas negativas. Todos somos responsáveis por fazer que o amor a nós concedido ajude os outros. O amor (a luz ou a energia espiritual) que o agente da cura usa para a cura a distância é dele. Ele o recebeu como um dom divino. No entanto, ele não pode se colocar de lado, dizendo que Deus curou o doente pelo seu intermédio e isentando-se de toda responsabilidade pelo que aconteceu.

Se Deus quisesse curar sem tornar o homem responsável pelo quc faz, Ele certamente o faria. Não faz o menor sentido acreditar que o Espírito Universal, ao qual chamamos de Deus, necessite de alguém para ajudá-Lo. O Espírito Universal prefere dar oportunidade aos que querem usar o amor presente em sua alma para ajudar os demais. Os agentes da cura podem ser guiados e incentivados pelo Mestre Criador, mas são eles mesmos que decidem por conta própria se e quando o amor espiritual deles será ou não usado. Isso não significa que os agentes da cura sempre serão bem-sucedidos. Às vezes, eles assumem tarefas difíceis demais para seus limitados poderes; outras vezes, os pacientes não confiam e não abrem seu espírito para os poderes de cura por faltar harmonia entre eles e o agente da cura. Não é sucesso que importa; o importante é tentar ter sucesso e reconhecer seus próprios limites.

Os espíritos que alguns agentes da cura afirmam sentir ao seu lado podem ser espíritos-guias, os mesmos que nos ajudam na vida. Se deixarmos, esses espíritos-guia nos ajudarão de várias formas no desenvolvimento espiritual, inclusive na cura. Os espíritos-guia são personalidades de uma dimensão mais elevada, cujo amor e cuja sabedoria atingiram níveis que lhes permitem ajudar-nos a superar períodos difíceis e problemáticos. Mas todos nós vivemos muitas vezes no passado e cada vida nos fornece uma nova personalidade, uma experiência diferente. Muitas das personalidades que sentimos à nossa volta são, na verdade, facetas da nossa própria grande personalidade, desenvolvida em vidas anteriores. E isso nos leva diretamente a um outro tipo de cura: a chamada "cura pela reencarnação".

9

Abre-se o Pára-quedas

Reencarnação

A reencarnação é uma doutrina segundo a qual os espíritos passam por mais de uma vida na terra e cada vida traz acréscimos à personalidade do espírito como um todo, à medida que ele lentamente vai evoluindo ao longo do tempo. A crença na reencarnação remonta aos tempos pré-bíblicos. Ela fazia parte da base do cristianismo e só foi declarada herética pelo Segundo Concílio Cristão de Constantinopla, em 553. Antes dessa data, a reencarnação era amplamente aceita. Ela era ensinada pelos gnósticos e pelos essênios, com os quais Jesus viveu durante sua juventude. Aliás, Jesus se reencarnou justamente para provar a existência da vida depois da morte. A grande maioria das antigas civilizações aceitava a reencarnação, principalmente as que davam um elevado valor ao pensamento esotérico, como a dos druidas celtas, a dos índios americanos e de outros povos espiritualizados do mundo. Ela também fazia parte dos ensinamentos de Platão.

As teorias sobre reencarnação e os dados que apóiam essas teorias preencheriam um outro livro; aliás, há várias obras excelentes desse tipo no mercado. Mas a reencarnação tem alguns pontos de contato com a cura e freqüentemente é usada pelos céticos para desacreditar a totalidade da filosofia de cura, de maneira que vale a pena analisar o assunto de forma mais detalhada.

Os pensadores ocidentais e materialistas têm dificuldade para aceitar o princípio da reencarnação. É possível que isso se deva ao fato de eles acreditarem que uma vida na terra deveria ser suficiente para todos, ou porque sua mente ainda não está suficientemente preparada para conceber as enormes conseqüências de um espírito em evolução passando pelo tempo, pelo espaço e por diferentes dimensões, freqüentemente repetindo as partes mais difíceis da jornada para corrigir erros do passado ou para aprender novas lições. A única coisa que sei é que não tenho dificuldade para aceitar o princípio da reencarnação depois de ter tido uma série de experiências muito inspiradoras. Eu gostaria de deixar bem claro que não tomo drogas e que nunca as usei. Raramente tomo bebidas alcoólicas e nunca fiquei embriagado, de maneira que sou obrigado a aceitar essas experiências exatamente como elas aconteceram.

O fato de deixar o corpo ou de pensar de modo independente a ele, me permite enxergar o mundo como ele será. Isso também significa que sou capaz de usar percepções que normalmente não estão à disposição dos que estão presos dentro da cabine do avião. A vida antes da vida é um fato e o único motivo pelo qual você não se lembra de nada a esse respeito é a constatação de que enquanto você está dentro do corpo, você precisa usar os recursos desse corpo. Entre eles estão a memória (ou *database*) e esse aparelho físico não tem qualquer memória ou informação anterior à sua própria existência. Portanto, enquanto você estiver preso a esse corpo, sua percepção do tempo e da vida, da dimensão e da existência necessariamente está limitada ao que você vivenciou desde que foi concebido, ou a partir de um momento algo posterior. No entanto, alguns de nós possuem a chave do cadeado, e podem escapar dessa prisão de vez em quando, para ver como a outra metade vive. Nós também nos lembramos de experiências anteriores ocorridas em outras vidas. Eu sei que isso parece bastante improvável e, a não ser que você tenha passado por essa experiência, não posso esperar que você acredite totalmente em mim. E se não fosse pelo fato de que em alguns casos isso pode ser usado em situações de cura, eu nem mencionaria todas essas coisas.

Pensei seriamente antes de tomar a decisão de acrescentar esta parte ao livro. Afinal de contas, a credibilidade é algo que vamos construindo no decorrer de uma vida. Basta um único passo em falso para que tudo desmorone e para que os trabalhos tenham sido em vão. No entanto, eu acho que tenho uma dívida em relação a todos os que foram ajudados por experiências de reencarnação, e por isso devo contar suas histórias, uma vez que elas poderão servir de ajuda para outros. Também acho que tenho uma dívida para com todos os que pensaram ter tido experiências de reencarnação, só para descobrirem depois que não foi nada disso que aconteceu.

O fato de se estar fora do corpo não significa estar no Céu. Significa passar para outra dimensão. É algo muito mais difícil e possível apenas para os espíritos que receberam um convite de um verdadeiro guia espiritual e para finalidades muito especiais. Quando se está na dimensão física, é nela que se permanece até o final do tempo previsto. Quando um espírito se liberta do corpo, ele fica livre das forças eletromagnéticas que o prendem a este planeta ou ao universo. Pelo poder do pensamento, ele pode se deslocar para qualquer lugar já atingido pelas ondas do pensamento. Isso acontece com muitas pessoas, mas poucas gostam de admitir, provavelmente porque os que admitem essas coisas muitas vezes são ridicularizados, ou vítimas de escárnio.

Um dos fatos que se tornam visíveis, assim que sua mente aceita receber a sabedoria, é que nada é novo. Já fizemos tudo isso antes e, na medida em que toda a nossa história espiritual fica à nossa disposição, isso acaba funcionando com uma ducha de água fria para nosso ego. Sim, eu tenho uma história de vidas passadas aqui e em outros lugares e, nesse sentido, não sou nem um pouco diferente dos demais. Os terapeutas da reencarnação usam experiências de vidas passadas para explicar problemas que ocorrem nesta vida. É muito raro que eu use deliberadamente a cura para levar as pessoas a momentos anteriores ao nascimento delas, apesar de isto já ter ocorrido com pacientes durante as sessões de cura.

Experiências anteriores ao nascimento

Esta é uma área repleta de dificuldades e de percalços, pela qual deveríamos transitar de modo lento e cuidadoso.

Vou começar contando a história de uma mulher que fiz regredir até um período anterior ao nascimento, mas posterior à concepção (ou seja, quando ela ainda se encontrava dentro do ventre materno). Essa mulher morria de medo de gatos (uma fobia conhecida também pelo nome, ainda mais assustador, de ailurofobia). Ela não se lembrava exatamente quando isso começara, só dizia que, desde criança, não suportava a idéia de estar perto de gatos. Sempre que ia passear, levava um cachorro com ela, para espantar todo gato que se aventurasse no seu caminho. E assim, usando a técnica usual, desativei sua consciência lógica e fui diretamente ao subconsciente dela. Repassamos os anos da sua infância até chegarmos ao nascimento. No entanto, constatamos que já nessa época ela tinha medo de gatos. Achei então que havia uma única coisa a ser feita; precisaríamos esmiuçar suas experiências anteriores ao nascimento, e foi entre elas que encontramos a causa do seu problema.

Sua mãe tinha pavor de gatos e, certo dia, quando estava grávida, havia cinco ou seis meses, ela se viu cercada por vários deles na casa de uma amiga. Em pânico, ela começou a gritar: "Tirem os gatos daqui! Eles vão matar meu bebê!" A força da emoção e do medo ficaram indelevelmente marcados na mente do bebê que ainda não nascera. Foi um trauma emocionalmente vivido não apenas pela mãe, mas transmitido também aos bancos de memória do subconsciente do bebê antes de ele nascer. Depois disso, ela passou a sentir um medo de gatos para o que não havia nenhuma explicação plausível.

Mas depois de reviver essa emoção do passado por meio da terapia da cura, ela perdeu o medo com relação aos gatos. Ela dizia que mal podia esperar pela oportunidade de encontrar um e acalentá-lo no seu colo, compensando algo que não fizera durante toda sua vida.

O caso seguinte também envolve um trauma anterior ao nascimento. Esta outra mulher não tinha paz interior e apresentava uma terrível insegurança. Além disso, ela também tinha complexo de inferioridade. Ela sempre achava que estava atrapalhando os outros, que não merecia atenção alguma e que ninguém realmente a desejava ou queria. No entanto, ao mesmo tempo, ela sentia a necessidade de estar cercada por outras pessoas e se sentia ameaçada quando obrigada a ficar sozinha. Ela tinha a sensação de não ser querida, mas ficava apavorada quanto à possibilidade de fazer qualquer coisa a esse respeito. Essa mulher realmente tinha um problema.

Ela regrediu facilmente a uma ocasião anterior ao nascimento, quando era capaz de lembrar claramente uma discussão entre seus pais. Aparentemente, ela não fora uma criança desejada, e seu pai tentou convencer a mãe a abortar. Sua mãe, que engravidou por acaso, chegou a pensar seriamente na possibilidade de um aborto, mas desistiu da idéia depois de uma longa conversa com o médico.

A mulher lembrava-se claramente dos argumentos contra e a favor do seu nascimento. Nem sequer somos capazes de imaginar a ansiedade e a angústia que isso deve ter causado ao bebê no ventre materno, sabendo que estavam sendo discutidos os prós e os contras do seu próprio nascimento. A pobre criança estava numa daquelas situações em que é impossível vencer. Se a tese do aborto saísse vencedora, sua vida lhe teria sido tomada antes mesmo de começar. O espírito não morreria. Afinal de contas, é impossível matar um espírito; a única coisa que se pode fazer é privá-lo de uma vida que ele já considera sua. Mas a sensação de rejeição que esse espírito sente deixa em sua mente uma marca severa, que ele leva consigo para a vida seguinte.

E mesmo se a conversa terminasse com um resultado favorável ao bebê, ele continuaria com a sensação de não ser desejado nem amado, de estar atrapalhando, e se sentindo culpado por ter causado problemas aos pais. Esses sentimentos de insegurança, de inferioridade e de culpa são levados para o mundo, afetando o poder de felicidade e de contentamento das pessoas durante a vida inteira. E como o subconsciente reprime de forma total a lembrança de tudo o que aconteceu, a criança — e, posteriormente, a pessoa adulta — é incapaz de explicar seus problemas emocionais ou de lidar com eles. Eu já encontrei vários casos desse tipo. Nós, adultos, nunca compreendemos como as palavras que usamos diante das crianças — nascidas ou não — podem afetar o futuro delas.

Experiências de vidas passadas

A história a seguir diz respeito a uma mulher que sofria muito por ter perdido seu bebê numa vida anterior. Conforme já disse, eu pensei muito antes de tomar a decisão de incluir cada um desses casos no livro. Em cada um deles, o que levei mais em consideração foi o seguinte: será que a divulgação desta história poderá ser útil para alguém? Eu sei que muitas pessoas acham que a idéia da reencarnação é algo impossível de ser aceito, ao passo que outras usam essa idéia para explicar toda e qualquer dificuldade que tenham nesta vida. Eu já tive tantas experiências com pacientes que mergulharam inesperadamente em situações de vidas passadas, que as aceito sem questionar. Estou incluindo essa história simplesmente por acreditar que ela possa ajudar outros pais que tenham perdido um bebê sem nenhum motivo aparente, ou cujo filho possa ter sofrido durante meses ou anos antes de passar para um outro mundo.

Jean me procurou na esperança de que eu conseguisse curar sua depressão. Ela tinha pouco mais de trinta anos de idade e estava casada havia nove. Logo depois do casamento, ela teve uma filha, um bebê que nascera com uma série de problemas. Apesar de os médicos terem sido maravilhosos e competentes, o bebê sofrera dores contínuas durante seus três anos de vida. Jean não pôde ter outros filhos e a perda da única filha, juntamente com os sofrimentos e as dores que ela teve de suportar antes de morrer, transformaram Jean numa mulher amarga e revoltada. Ela tinha muitos ressentimentos, que procurava ocultar se dedicando a um trabalho que exigia muito dela. Mas, posteriormente, as lembranças da trágica situação se tornaram demais para ela, causando assim a depressão. Ela não sabia por que isso ocorrera. Jean não tinha problemas financeiros ou de saúde, e se dava muito bem com o marido.

Como sempre faço nessas situações, pedi que ela fechasse os olhos enquanto colocava minhas mãos sobre a cabeça dela. Esse procedimento permite que eu transmita a energia de cura para o paciente e também me permite mergulhar mais profundamente no subconsciente dele para encontrar a verdadeira causa do problema. Não demorou para que o amor da cura começasse a liberar as mágoas, fazendo com que Jean ficasse com o rosto inundado de lágrimas. Depois de algum tempo, ela me disse que Deus não existe. "Como é que Deus poderia permitir que uma criança pequena e indefesa como aquela, que jamais poderia ter magoado outra pessoa, sofresse coisas tão terríveis durante três anos?" Ela tinha rezado muito e freqüentado a igreja, mas não encontrara ajuda ou alívio para seu bebê. Deus nenhum permitiria tal coisa. "Eu simplesmente não consigo continuar acreditando Nele."

Foi nesse momento que aconteceu uma daquelas experiências espirituais raras mas maravilhosas. A sensação da presença de alguém preencheu totalmente o lugar onde estávamos. Não tenho palavras para descrever as emoções que sentimos e testemunhamos. Uma sensação de grande amor, de paz e de bem-estar inundou a sala. Mais tarde, Jean disse que nunca mais duvidaria do amor e da sabedoria de Deus. Foi uma experiência que continuaria com ela até o final de sua vida.

Ainda parado e de pé atrás de Jean, eu tomei conhecimento de uma história que foi vivida por nós dois. Sei que Jean também sentiu a emoção de tudo aquilo, mas não posso afirmar que ela tenha visto, ouvido e sentido o que eu vi, ouvi e senti, pois esse tipo de experiência espiritual sempre é muito pessoal. A história relatada a Jean foi a seguinte. Muitos anos antes, tinha vivido uma senhora, cuja vida era pacífica e alegre, e que tivera a felicidade de ter vários filhos, aos quais dera muito amor durante toda a sua vida. Mas depois dos sessenta anos, ela teve câncer.

Essa senhora ficou arrasada. Ela nunca tivera nenhum tipo de doença antes e sempre se encarregara da cuidar dos outros. Estar numa situação em que outros precisavam cuidar dela era algo com o que ela não conseguia se acostumar. Ela sempre acreditara que a independência era uma bênção e que a dependência, uma praga. Ela não conseguia entender que precisamos tanto das pessoas que sofrem como de outras que cuidam das que sofrem. De que outra maneira o amor poderia se desenvolver, a não ser pela oportunidade de se dar algo aos que necessitam sem nenhuma outra intenção?

Passamos a maior parte de nossa vida aprendendo a amar cuidando dos outros e, durante os últimos anos de nossa existência, como se estivéssemos agradecendo pelo amor que pudemos dar, voltamos a ser dependentes do amor carinhoso das outras pessoas. No entanto, essa mulher não conseguia compreender isso e, à medida que o câncer ia piorando e ficou evidente que ela não conseguiria cuidar de suas próprias necessidades, ela tomou uma dose excessiva de drogas. Achou que isso seria melhor do que se transformar num fardo para a família. Mas ao acabar com a própria vida, ela impediu os outros de aprenderem a amar tal como ela mesma aprendera.

Quando ela voltou ao outro mundo, onde a realidade espiritual lhe estava disponível, o horror do que fizera se tornou visível e ela soube que teria de corrigir seu erro. Havia duas opções. Voltar a viver outra vida inteira para sofrer durante os anos finais, ou nascer para sofrer imediatamente aqueles anos finais como criança. Ela decidiu sofrer quando criança e Jean, que na época ainda se encontrava no mundo espiritual, por motivos conhecidos apenas por ela, concordou em vir dar a essa mulher a chance de nascer como uma criança doente. E assim Jean nasceu primeiro. Depois, ela se casou e teve sua filha, um bebê destinado a sofrer e a viver durante apenas três anos. Quando o bebê morreu, ele compensou seu erro do passado e cumpriu a missão para a qual tinha vindo.

Só os que passaram por uma verdadeira cura espiritual como essa são capazes de compreender sua beleza e os enormes efeitos que ela causa naqueles que testemunha. O amor de Jean voltou inteiramente, a depressão sumiu imediatamente e sua vida voltou a ser repleta de felicidade. Há sempre muitas facetas em todas as curas e todas elas são maravilhosas.

Outra história de reencarnação diz respeito a uma paciente que sofria de um medo inexplicável de subir em qualquer embarcação. Seu marido comprara um barco e estava se preparando para um passeio de alguns dias. A mulher foi ficando cada vez mais nervosa com a aproximação da data prevista para a viagem. Ela tinha certeza de que se afogaria se fosse para o mar e achou que isso era algum tipo de premonição. Ela tomou a decisão de fazer um tratamento comigo porque toda a sua família estava convencida de que se tratava apenas de uma fobia.

Eu apliquei nela as técnicas comuns de cura. Ela imediatamente começou a tremer e, ao poucos, isso foi piorando até que o corpo dela passou a sacudir violentamente. Ela estava passando pelo que se chama ab-reação. Isso significa reviver uma emoção que ocorreu numa fase anterior da vida, geralmente na infância. No entanto, o que veio à tona foi um fato diferente: numa vida anterior a esta, ela se afogara quando ainda era criança. De alguma maneira, esse trauma emocional fora trazido para esta vida. Aliviada por saber que se tratava de um acontecimento do passado e não do futuro, ela superou a "fobia" e desde então acompanhou o marido em muitos cruzeiros no barco deles. Foi uma experiência de vida anterior? Quem seria capaz de dizer com certeza? O fato é que a cura teve o efeito desejado e ela perdeu o medo que sentia dos barcos.

Casos evidentes de "experiências de vidas passadas"

Uma ou duas semanas depois, Tony me procurou na companhia de um amigo. Ele explicou que estava com um problema e necessitava de ajuda. Aparentemente, ele sempre adotava uma atitude defensiva quando alguém começava a lhe fazer perguntas. Se alguém o parava na rua para pedir informação, ele entrava em pânico, achando que estava sendo interrogado. Com seu amigo de pé atrás de nós e Tony instalado na cadeira que costumo usar para as sessões de cura, comecei a sessão da maneira usual (ou seja, parado atrás dele com minhas mãos sobre sua cabeça). Registrei uma reação quase instantânea. E foi uma reação considerável, apesar de não ser a que eu esperava. Em questão de minutos, seu corpo começou a se enrijecer, até ficar completamente tenso, com os ombros colados ao espaldar da cadeira e a parte inferior da coluna na borda dianteira do assento. Sua pele assumiu uma coloração escarlate, a língua ficou pendente de um dos cantos da boca e os olhos se envesgaram. Qualquer um que o visse naquele estado pensaria que ele havia morrido.

Olhei para seu amigo que, aparentemente, achava que Tony já não estava mais entre nós. Com um gesto, indiquei que tudo estava sob controle e que ele não deveria se preocupar. Se alguém tinha o direito de entrar em pânico, achei, esse alguém era eu. Nesse momento, a respiração dele pareceu parar. Eu sei que tudo aquilo não pode ter durado mais do que uns dois minutos, mas para mim eles pareceram horas. Eu nunca tinha passado por nada parecido.

Então Tony começou a relaxar, sua cor voltou ao normal, bem como seus olhos e sua língua, e todos voltamos a respirar aliviados. Fui pegar um copo de água para ele, principalmente como desculpa para também tomar um. Dez minutos depois ele estava totalmente recuperado e nos dizia que estava se sentindo maravilhosamente bem. Mas, acrescentou ele, também estava confuso. Isso me pareceu razoável; afinal, eu também estava confuso. Tony continuou, dizendo que se sentia muito bem e que sua raiva e seu medo haviam desaparecido e como ele sentia ter sido envolvido pelo amor.

Na semana seguinte, ele voltou e nós nos convencemos de que ele tivera uma experiência de vida passada. Nós achamos que ele deve ter sido enforcado numa vida anterior e que, por esse motivo, não gostava de enfrentar pessoas em entrevistas. Um dos motivos que nos levou à dedução de que se tratava de uma regressão a uma vida passada era o fato de ele às vezes sonhar com forcas e com situações nas quais ficava preso numa sala fechada e escura. De qualquer maneira, sua personalidade tinha se modificado. Já não havia mais inibições. Eu achei que esse era um desfecho satisfatório para os problemas dele.

No entanto, a história não terminou aí. Algum tempo depois, ele voltou a me procurar por causa de um problema físico sem gravidade e novamente entrou com muita facilidade em um estado alterado de consciência. Durante essa sessão, constatamos que, quando criança, ele costumava ficar acordado, apavorado, olhando pela janela do seu quarto, que era um daqueles modelos com apenas quatro vidraças. Os caixilhos da janela lembravam a ele uma forca e ele costumava ficar deitado sozinho no quarto, sentindo muito medo. Ele tinha receio de que seu pai lhe fizesse perguntas a respeito de determinados assuntos que sua mãe não queria que fossem comentados.

Lá estava o motivo, que nada tinha a ver com uma vida passada. Mas e aquela ab-reação? O corpo rígido, o rosto vermelho, os olhos saltados, a língua pendente? Quando perguntou à mãe, esta lhe disse que por ocasião do parto, o cordão umbilical se enrolou no pescoço dele. Na verdade, a cura serviu para liberar um trauma de nascimento e as emoções de um garoto que ainda morria de medo da possibilidade de ser questionado a respeito de coisas das quais não conseguia mais se lembrar.

Depois desta, tive muitas outras experiências semelhantes. E sempre que pessoas me procuram dizendo que conseguem se lembrar de alguma vida passada, eu as submeto ao teste da cura. Na maior parte das vezes, a causa é encontrada nesta vida ou no período anterior ao nascimento. Conheci pessoas que tiveram emoções terríveis durante a vida, e que, quando investigadas a fundo, revelaram ter sido provocadas por uma discussão entre o pai e a mãe grávida, em que ele tentava convencê-la a praticar o aborto.

No terceiro mês da gestação, o bebê tem muita consciência dos estados de espírito e dos sentimentos dos pais, interessando-se principalmente pelas conversas que dizem respeito ao seu próprio bem-estar. O espírito que se tornará aquela criança começou a ser preparado muito tempo antes para a vida na Terra. No entanto, apesar dessas minhas opiniões, acho que o controle da natalidade é essencial para o bem-estar de todos os que esperam viver. Agora que a ciência e a tecnologia conseguiram superar as doenças e a fome, que eram a maneira que a própria natureza tinha para controlar a população, cabe a nós agir para controlar o aumento da população, caso contrário nada teremos feito, a não ser substituir um conjunto de problemas por outro. Mas eu me oponho firmemente ao aborto como método de controle de natalidade. E você certamente também compartilharia dessa minha opinião se tivesse alguma vez testemunhado o medo que até a mera abordagem desse tema pode causar nas emoções de uma criança que ainda não nasceu. É claro que quando existe uma necessidade válida para um aborto, tal como um grande risco para a mãe, ou um caso de estupro, então o espírito rejeitado será capaz de aceitar os motivos que levaram a essa decisão extrema.

Vidas passadas e presente

Muitas vezes me perguntam por quê, se já vivemos antes, não temos lembranças disso. Acontece que, assim que nos tornamos um com o corpo e com a sua percepção, não temos opção a não ser utilizar o sistema de comunicação e a memória desse corpo. E isso significa que todas as lembranças das experiências anteriores se apagam da nossa memória, até retornarmos.

O motivo pelo qual algumas pessoas são capazes de se lembrar de lampejos de vidas passadas, ou de ser afetadas física ou emocionalmente por elas, é que elas ou não se unificaram totalmente com o físico por ocasião do nascimento, ou então sofreram algum choque ou passaram por alguma experiência que afetou suas emoções de tal forma que a consciência emocional acabou sendo contornada, permitindo a manifestação da percepção espiritual.

Muitas pesquisas foram feitas a esse respeito nos Estados Unidos por cientistas e psiquiatras de renome, e quase todas as evidências indicam que a reencarnação é um fato. Obviamente, serão necessárias mais pesquisas, e muitas pessoas certamente jamais se convencerão, principalmente as de raciocínio extremamente lógico e que não têm percepção espiritual.

Cada pessoa precisa decidir por si mesma se acredita ou não na reencarnação. Mas é preciso levar em consideração a possibilidade de se confundir acontecimentos de nossa vida atual com fatos ocorridos em vidas passadas. Por exemplo, uma mulher me procurou profundamente abalada por lembrar de abusos sexuais sofridos quando criança. Ela se recordava perfeitamente de todos os detalhes. O abuso ocorrera quando ela tinha cerca de cinco anos de idade, num belo dia ensolarado, enquanto passeava pelo campo na companhia de alguém de sua família.

Quando chegaram no final do descampado, esse parente sugeriu que eles se sentassem, e então ele a molestou. Ela era capaz de se lembrar de todos os detalhes e estava convencida de que realmente sofrera o abuso sexual quando criança. No entanto, depois de algumas perguntas incisivas e de uma sessão de regressão, constatamos que as lembranças que ela tinha eram de uma vida anterior.

Naquele dia no campo, segundo o que se lembrava, ela estava num estado muito relaxado (ou seja, hipnótico). A situação era semelhante a outra que ela vivera numa vida anterior e as lembranças dessa outra vida conseguiram chegar à sua mente, nesta vida atual. Rapidamente, conseguimos colocar tudo isso em pratos limpos, mas ficou claro com que facilidade pessoas mais sensíveis podem confundir as experiências atuais com as do passado, ficando confusas em suas atuais existências.

Vários pacientes meus já voltaram no tempo e no espaço com a finalidade de reviver ou de relembrar suas muitas vidas passadas. Normalmente, não encorajo isso, mas, quando acontece naturalmente — como nos casos descritos acima — costumo levar a experiência até o fim. Ainda não aconteceu de um paciente me revelar que foi Napoleão, ou um papa ou um presidente. Se acontecesse, eu teria de descobrir que problemas essas pessoas têm no presente, pois, freqüentemente, quando a pessoa não consegue resolver os problemas da vida atual, ela os supera ao considerá-los como parte integrante de alguma vida passada distante. Essa é uma das maneiras usadas para se evitar responsabilidade ou medo no presente.

Eu sei que é necessário um certo período de tempo e grandes esforços para induzir alguém a um estado hipnótico que possibilite a regressão, mas eu sou um agente da cura, não um hipnotizador. Eu não uso qualquer método específico. No entanto, se o paciente tem a necessidade de conhecer a causa de suas dificuldades atuais e essa causa pode estar no passado distante, eu o ajudo a reviver esses detalhes. Mesmo nesses casos, prefiro antes tentar todos os outros procedimentos de cura que conheço para determinar se o desejo do paciente em fazer a regressão não é uma cortina de fumaça para ocultar inseguranças atuais. Os que passaram por experiências fora do corpo ou por regressões não têm dúvidas a esse respeito. Mas aos demais não tenho provas para oferecer. Na verdade, isso nem chega a ser importante, a não ser que alguma tragédia ocorrida numa vida passada esteja causando grandes problemas na atual.

Uma mulher, muito bem-educada e com um excelente emprego, me procurou, pedindo que a ajudasse num caso de fobia. Por algum motivo inexplicável, ela simplesmente não suportava a idéia de passar pela cerimônia do casamento. Ela ficou noiva durante muito tempo, mas adiou tanto a data que seu noivo acabou perdendo a paciência e a abandonou.

Foi uma sessão de cura muito peculiar, que a princípio transcorreu sem grandes surpresas. No entanto, repentinamente, estávamos, ou melhor, ela estava supostamente de volta a alguma vida anterior, na qual fora uma freira devotada à religião. Como freira, ela obviamente se casara com Jesus e essa sensação inconsciente de compromisso era tão forte, que ela não suportava a idéia de se submeter à cerimônia matrimonial nesta vida.

Dessa vez, excepcionalmente, deixei de lado meu código de conduta: "Encontre a causa do problema o mais depressa possível e não se aprofunde além do que for absolutamente necessário." Afinal, estou aqui para curar as pessoas de suas fobias e doenças, não para satisfazer a curiosidade delas ou a minha. No entanto, por algum motivo, achei que deveria obrigá-la a regredir ainda mais. O que me levou a fazer isso foi o fato de ela ter se tornado freira para evitar se casar. O pensamento de qualquer relacionamento físico com um homem a assustava a tal ponto que ela preferira se tornar freira para evitar que isso acontecesse.

Isso me deixou curioso. Por que ela não gostava dos homens ou, pelo menos, de relacionamentos físicos com eles? Regredimos então a uma outra vida anterior. Nessa outra vida, ele fora um homem, muito forte e muito poderoso. Então era isso. Ao renascer como mulher, ela não superara os sentimentos masculinos que persistiam da vida anterior, fazendo com que ela se revoltasse diante da possibilidade de ir para a cama com um homem. Para evitar isso, ela/ele se tornara uma freira.

Talvez o melhor exemplo de como uma experiência de vida passada pode afetar a vida atual esteja na história seguinte. Certa manhã, bem cedo, recebi um telefonema, pedindo que fosse ajudar alguém que passava por uma séria depressão. A história era muito complicada. Esta mulher tinha uma forte sensação de ser indesejada, de estar só e de não ter nenhum valor. Durante vários anos, ela sofrera com uma série de doenças, algumas delas bastante sérias. E agora, a mulher estava mergulhada numa profunda depressão, sentindo-se extremamente solitária e sem afeto.

Ela chegou no começo da noite. Eu lhe reservara todo esse período, pois, quando começo a tratar das emoções de alguém muito deprimido, gosto de continuar até encontrar a causa e a resposta. Se uma pessoa deprimida deixa a consulta com suas emoções mais profundas apenas parcialmente liberadas, isso pode, em alguns casos, lançá-la por alguns dias em crises ainda mais profundas. Se possível, apesar de isso nem sempre ser muito prático, prefiro lidar com este tipo de problema numa única sessão, nem que ela tenha mais de uma hora de duração.

Instalei a mulher numa cadeira confortável, coloquei-me atrás dela e, como sempre, pus a mão sobre a sua cabeça. De maneira quase instantânea, ela entrou em estado de relaxamento. Depois de alguns minutos, começou a chorar e continuou chorando durante uns dez minutos, como se o seu coração estivesse partido ao meio. Depois, quando conseguiu eliminar essa emoção do seu sistema e readquirir um maior controle sobre seus pensamentos, pedi que ela se lembrasse de coisas que aconteceram durante seu quarto ano de vida. Ela logo se lembrou de uma viagem de férias. Não sabia para onde tinham ido, mas estava com sua família num grande parque de diversões. Tudo corria bem até o momento em que percebeu que estava sozinha. De alguma maneira, ela tinha se separado do restante do grupo. Ficou apavorada, porque, por mais que procurasse, não conseguia encontrá-los.

Pela intensidade de suas emoções, concluí que esse incidente obviamente tinha causado um grande impacto sobre ela. Um estranho acabou se compadecendo dela, levou-a um posto policial, e seus pais foram localizados. Mas os sentimentos que se gravaram nela de modo indelével eram os de solidão e de não ser desejada.

Depois, pedi que ela regredisse ao dia do seu nascimento. Ela se lembrava apenas de ter se sentido indesejada e muito só. Pedi então que ela voltasse a uma situação anterior ao nascimento. Eu estava querendo encontrar um momento em que ela não se sentira só e sem amor, de modo que pudéssemos avançar lentamente a partir desse ponto até encontrar a causa da rejeição. No entanto, mesmo no ventre materno, essa mulher já se sentia só e rejeitada. Eu não estava conseguindo fazer progresso nenhum, de modo que tomei a decisão de regredir ainda mais, para uma situação anterior à vida presente. Eu não planejara fazer isso, mas não via outra alternativa.

"Vou contar até três", disse-lhe eu. Ela se encontrava agora num estado hipnótico, apesar de estar plenamente consciente de tudo o que acontecia.

"E quando chegar ao três, quero que você volte à sua vida anterior. Quero que você volte ao seu vigésimo ano nessa outra vida. Um. Dois. Três. Você agora está com vinte anos. O que está fazendo?"

Eu escolhera essa idade por mero acaso, apenas para ter algum ponto de partida. E também por acreditar que aos vinte anos as pessoas têm maior probabilidade de ser felizes.

"Estou sentada debaixo de umas árvores", disse ela.

"O que existe na sua frente?"

"Não sei."

"E atrás?"

"Apenas as árvores."

"Como é que você se sente?", indaguei.

"Muito sozinha, abandonada; ninguém me quer", respondeu ela.

Não estamos conseguindo chegar a lugar nenhum, pensei.

"Quando eu contar até três, você terá cinco anos nessa vida em que está outra vez."

Nada me restava a fazer, além de continuar regredindo até encontrar um período durante o qual ela se sentira feliz, nem que precisássemos passar a noite inteira nisso — e eu estava começando a achar que talvez precisássemos mesmo.

"Um. Dois. Três. Você está agora com cinco anos de idade." Foi então que recebi o que estava esperando: um sorriso e depois um riso contido.

"Alguém está com você?"

"Está."

As pessoas, quando se encontram nesse estado, raramente dão informações voluntárias. É preciso extrair delas uma palavra de cada vez.

"Quem está com você?"

"Outras crianças."

"Seus pais também estão com vocês?"

"Acho que não."

"Você vê outros adultos?"

"Não."

"Quantas crianças você vê?"

"Não vejo nenhuma."

"Você é cega?"

"Sou."

Então era isso. Na vida anterior ela nascera cega. A partir desse ponto, pude começar a reconstituir a história dela até os dias atuais.

"Você está numa instituição especial para crianças?"

"Estou."

"Quando deixaram você aí?"

"Quando tinha cinco anos, acho."

"Para onde você foi levada?"

"Para uma fazenda."

"E quem cuidava de você?"

"Duas pessoas, marido e mulher."

"E o que faziam com você?"

"Eles me colocavam sentada debaixo das árvores, enquanto trabalhavam no campo."

Então era por causa disso que ela não conseguira ver quando eu a questionara antes.

"Quantos anos você tinha quando eles morreram?"

"Uns 22, acho."

"O que você fez depois disso?"

"Fiquei dentro de casa o tempo todo."

"Durante o resto da sua vida?"

"Exatamente."

"E com quantos anos você morreu?"

"Oitenta e cinco."

"Durante todos esses anos em que ficou sozinha, você teve amigos ou algum namorado?"

"Não. Eu era muito sozinha."

Nesse momento, ela começou a chorar de novo.

"Agora, vou contar até três, e quero que você volte ao dia do seu nascimento nesta vida", disse eu.

Eu precisava descobrir agora a causa da liberação do sentimento de solidão da vida anterior nos pensamentos da vida atual. Eu já sabia que o pânico de ficar perdida aos quatro anos fora um dos fatores, mas deveria haver outros para causar tanta depressão em sua vida.

"Um. Dois. Três. Você agora é um bebê de alguns meses de idade. Como se sente?"

"Muito só."

"Quando é que esse sentimento de solidão é mais forte?"

"Durante a noite. É escuro, e estou sozinha." (Mais lágrimas.) "Eu quero que alguém me pegue no colo. Mas ninguém aparece. Estou chorando e ficando cada vez mais irritada. Estou sozinha, está escuro. Quero alguém."

"Por que seus pais não vêm?"

"Eles não me querem, não gostam de mim."

"Alguém lhe faz carinhos?"

"Só Nanna."

"Você se sente feliz com Nanna?"

"Sim, ela me segura no colo."

"Quantos anos você tinha quando Nanna morreu?"

"Vinte e dois."

Eu nem sabia que Nanna tinha morrido. Mas agora tudo estava se encaixando. Eu encontrara a causa da depressão dela. Agora eu precisava levar a efeito a cura.

"Há quanto tempo aconteceu isso?"

"Há doze anos."

"Como você se sente agora?"

"Agora que Nanna foi embora, sinto-me outra vez sozinha, perdida e sem proteção. Não existe ninguém que olhe por mim."

A expressão "outra vez" revelava muitas coisas.

"Mas desta vez você tem olhos, você é capaz de enxergar as coisas e não precisa de alguém que olhe por você. Dessa vez, você pode ser feliz, livre, e olhar pelos outros se quiser fazer isso. Quando eu contar até cinco, você vai abrir os olhos e se libertar do seu passado e da sua solidão."

Foi apenas isso. Ainda conversamos um pouco e ela foi embora uma hora depois, levando consigo uma explicação para doze anos de depressão. Agora que conhecia o motivo, ela poderia fazer algo para melhorar sua situação.

Durante doze anos, ela estivera em profunda depressão, sentindo-se sozinha e rejeitada. Ela tivera uma série de doenças bastante graves, que tinham sido causadas deliberadamente pelo seu subconsciente numa tentativa de chamar a atenção, de conseguir que alguém cuidasse dela. Quando bebê, tinha medo do escuro, sentindo-se sozinha, perdida ou insegura. Basta lembrar que ela passara 85 anos sem enxergar e provavelmente sessenta ou mais totalmente sozinha; não admira que a escuridão fizesse com que medos desconhecidos viessem à tona no seu caso.

Sua avó, Nanna, fora a única que passava mais tempo com ela. Eu me pergunto se velhos camponeses na vida anterior teriam sido seus avós. Eu gostaria de ter me lembrado de perguntar. Sua Nanna morreu quando ela estava com 22 anos, mais ou menos a mesma idade que tinha quando perdeu a companhia do velho casal na vida anterior. A dor e o choque provocado pela morte de Nanna provavelmente foi suficiente para trazer à tona toda a solidão daqueles anos anteriores. Ela estaria então vivenciando todas as emoções daquela vida anterior sem saber dos motivos para isso.

A cura a ajudou a superar a dor da perda; e também lhe forneceu uma explicação para todos aqueles anos de depressão; e depois de todas as emoções terem sido identificadas, sua depressão sumiu e outro ser humano sabia que ela tinha vivenciado o milagre da cura.

Freqüentemente, dores e outros problemas físicos que resistem a todas as tentativas de cura podem ter suas origens em alguma vida anterior.

Eu me lembro claramente de um caso, pois ele ocorreu durante uma de minhas palestras. Uma mulher perguntou se eu poderia ajudá-la com relação a uma dor que sentia no joelho esquerdo desde os nove anos de idade. Eu imaginei que ela deveria estar com uns quarenta. A dor, que era constante, não tinha nenhuma causa aparente. Ela se submetera a todos os tratamentos convencionais e também apelara para muitos tratamentos alternativos. Em meio à palestra eu pedi que viesse até a frente e ficasse de pé diante do público, com os olhos fechados. Coloquei a mão sobre a cabeça dela, o que fez com que imediatamente seu subconsciente viesse à tona. Ela começou a balançar o corpo e disse que via a si mesma montando um cavalo, vestida com um uniforme vermelho. Então ela percebeu que era um soldado galopando para uma batalha, numa vida anterior. Ainda de olhos fechados e balançando o corpo descontroladamente, ela contou como seu cavalo foi abatido com um tiro. Neste momento ela caiu no chão, sobre o lado esquerdo do corpo. Imediatamente começou a agir como se sentisse muita dor e gritou que o cavalo caíra sobre sua perna esquerda e que ela não conseguia se levantar. Descreveu como o cavalo se debatia, tombando sobre o seu peito. Ela então ficou muito quieta por alguns instantes para depois nos contar que estava livre do seu corpo, num lugar bonito e cheio de paz. Ela era guiada para uma luz branca e brilhante, que sabia ser "o caminho de casa".

Nesse momento, libertei-a do poder da energia de cura e ela recobrou a consciência. Levantou-se do chão e disse à platéia que ela não quisera voltar ao corpo por causa da paz e da beleza que encontrara lá. Essa é uma expressão bastante comum entre as pessoas que se lembram da sua morte numa vida anterior. Bem mais importante foi a constatação de que a dor no joelho sumira, e sem nunca mais voltar. Esse caso está longe de ser excepcional; vi muitos "sintomas misteriosos" sumirem depois de uma terapia de vidas passadas.

Antes de passar para outro assunto, eu gostaria de fazer uma observação muito importante quanto ao uso da terapia de vidas passadas para ajudar a curar ansiedade ou outros problemas de saúde. É a seguinte: *o subconsciente pode mentir.* Se você aceitar tudo o que vier de uma pessoa num estado de profundo relaxamento (ou seja, em estado hipnótico) como sendo fatos verdadeiros, você estará criando problemas novos e maiores para si mesmo e para os que você está tentando ajudar. Quando se lida com lembranças liberadas pelo subconsciente num estado leve ou profundamente relaxado é essencial saber interpretá-las de maneira correta.

Talvez seja melhor contar uma história que explique isso. Uma mulher me procurou depois de passar anos sofrendo de uma grande depressão; ela também tinha medo de ser interrogada. Sempre que lhe perguntavam alguma coisa, ela respondia "não sei", até mesmo quando sabia a resposta. Passamos pelo procedimento de rotina, tentando encontrar a origem do seu problema nos seus primeiros anos de vida, mas de nada adiantou. Resolvi então conduzi-la de volta a uma vida anterior. Ela logo se lembrou que fora interrogada, numa pequena sala, sem dúvida uma cela de prisão. Ela se recordou que o interrogatório fora brutal, com muitas ameaças acerca do que lhe aconteceria se ela não respondesse.

Ela achava que tinha por volta de dezoito anos nessa outra vida. Ela também se lembrou que estava sendo interrogada pela Inquisição e que um sacerdote em especial lhe parecia muito ameaçador. Depois de várias sessões, viemos a saber que ela fora uma noviça que tivera um caso de amor com um jovem padre, antes de suas superiores descobrirem tudo. Não se sabia, porém, a identidade do jovem padre que pecara com ela. Para protegê-lo, ela respondera a todas as perguntas com a frase: "Não sei." Para ela não restava a menor dúvida de que voltara a uma vida anterior em estado hipnótico.

No entanto, confesso que nunca confio totalmente no que o subconsciente me diz, e, nessa história, alguma coisa parecia errada, principalmente considerando-se que sua ansiedade não diminuiu. E assim, depois de três ou quatro sessões de regressão, voltei à técnica comum da cura, sem avisá-la disso, o que acabou resultando em confusão. O subconsciente estava totalmente preparado para voltar a uma vida anterior, mas eu pisei nos freios e o mantive na vida atual. Veio então à tona uma história totalmente diferente.

Quando garota, essa mulher tivera um romance com um rapaz mais velho. Seu pai descobrira tudo e a submetera a um grande interrogatório. Obviamente, ela se sentia culpada e envergonhada, e foi justamente essa culpa que a impedira de liberar a história antes. A transferência do incidente para uma vida anterior a absolveu de qualquer responsabilidade pelo que ocorrera, de maneira que ela agora podia falar sobre o assunto.

"Mas por que o padre e a Inquisição?", podem se perguntar os leitores. Outra palavra para designar os padres é "pai". Na ocasião, ela era virgem, ou fora até o romance com o rapaz mais velho; e as freiras são virgens. Assim, temos todos os ingredientes necessários para um embuste, uma mentira muito convincente. A mulher dessa história não tinha nenhuma intenção consciente de me enganar. O único motivo pelo qual procurou ajuda foi a tentativa de descobrir a verdade sobre sua ansiedade. E ela acreditava totalmente no que seu subconsciente queria que ela acreditasse. Seu subconsciente estava realizando sua tarefa, protegendo-a do que, achava ele, seria motivo para causar mais traumas.

Quando se trata de se libertar de traumas, você precisa ter certeza de se tratar apenas com terapeutas qualificados, que pertencem a organizações nacionalmente reconhecidas, e que tenham uma grande experiência na interpretação das palavras, das emoções e dos mecanismos do subconsciente. Acreditar literalmente em tudo aquilo de que você supostamente se lembra pode ser um equívoco.

Epílogo

A cura é uma arte praticada por médicos que, utilizando seus conhecimentos acadêmicos, as informações que têm a respeito do paciente e do seu caso, bem como um elevado grau de intuição, freqüentemente podem impedir que muitas doenças se agravem ou necessitem dos cuidados de um especialista. Na verdade, os médicos das gerações passadas eram muito mais do que meros clínicos gerais. Eles também eram agentes da cura. Mas isso era no tempo em que o "médico da família" dispunha de tempo para se sentar e ouvir tudo o que o paciente tinha a lhe dizer.

A grande maioria dos médicos já não dispõe mais de tempo para isso. E, devido aos enormes progressos nas formas químicas e tecnológicas de tratamento, que estão fora do alcance da maioria dos clínicos gerais locais, esses médicos estão constatando, com freqüência cada vez maior, a necessidade de encaminhar seus pacientes para especialistas. Existe um grande risco de que os clínicos gerais acabem por desempenhar um papel semelhante ao do farmacêutico, servindo apenas para encaminhar os pacientes para os hospitais. Seu papel se resumirá apenas em decidir qual especialista o paciente deve procurar depois que os medicamentos receitados inicialmente não tiverem conseguido resolver o problema. Isso, evidentemente, não é culpa dos médicos. No entanto, assim que o paciente deixa o consultório do médico local para ter seus sintomas analisados por um especialista, perde-se qualquer possibilidade de curá-lo como uma pessoa completa.

No decorrer das cinco últimas décadas, os cuidados e os tratamentos dispensados aos doentes tornaram-se cada vez mais especializados. As várias áreas médicas foram se isolando cada vez mais, deixando de interagir umas com as outras. No entanto, os cuidados com a saúde não deveriam se limitar a isto ou àquilo; trata-se, bem mais, da interação entre o corpo, a mente e o espírito — a máquina, o computador e o piloto. A saúde sempre será mais do que a mera soma dos seus componentes. Afinal de contas, o assunto tratado é a vida e a vida está muito além da compreensão da tecnologia.

Por causa da insatisfação com as terapias baseadas em drogas, que tratam dos sintomas, mas freqüentemente não das causas, um número cada vez maior de pessoas está se voltando para formas alternativas de tratamento: terapias que levam em conta a relação entre o corpo e a mente e que tentam usar um para tratar do outro. Os praticantes da medicina alternativa e complementar estão agora começando a assumir a tarefa que, outrora, era desempenhada exclusivamente pelos clínicos gerais.

Os terapeutas alternativos e complementares compreendem a importância do relacionamento entre eles e os pacientes. Eles sabem que se o paciente não confiar no terapeuta não ocorrerá e nem poderá ocorrer a cura. No entanto, a confiança não é algo que se estabelece de maneira automática entre duas pessoas; é algo que precisa ser cultivado e construído. A reputação por si só não é suficiente. Cada paciente precisa sempre ser considerado individualmente.

Infelizmente, a credibilidade dos nossos médicos está caindo muito depressa. Eles já não são mais considerados infalíveis, e os que tentam realmente cuidar dos seus pacientes muitas vezes não dispõem do tempo necessário para ouvir o que eles têm a dizer. Mas os pacientes precisam sentir que os profissionais aos quais confiam sua saúde se interessam por eles e consideram tudo com muita atenção. Eles precisam saber que o médico irá dispor de tempo suficiente, de autoridade, de capacidade e de confiança nas suas próprias conclusões para que não haja qualquer necessidade de se questionar o tratamento oferecido, sabendo sempre que o médico acompanhará tudo até o final. No entanto, isso acontece com freqüência cada vez menor, o que levou os pacientes a começarem a procurar aconselhamento em outros lugares. É por isso que hoje qualquer pessoa que sinta a necessidade de ajudar os outros pode ingressar no exército cada vez maior de profissionais alternativos que, após uma certa instrução inicial, se tornam responsáveis pela saúde e pelas emoções de outros seres humanos.

Essa pode ou não ser a melhor maneira de proceder, mas mostra que as pessoas dão preferência ao tempo e à consideração, não às drogas e à tecnologia médica. A quantidade de diferentes tratamentos alternativos disponível ao público aumenta a cada ano. E esse florescimento ocorre justamente na Inglaterra, um país onde o serviço de saúde é considerado um dos mais avançados do mundo. Em outras palavras, isso representa uma acusação direta contra as autoridades responsáveis pelos rumos tomados pela indústria da saúde.

O milagre da cura está além dos conhecimentos científicos dos médicos. Os médicos não curam; eles cortam, fazem suturas, retiram órgãos, envenenam ou queimam para livrar o corpo de qualquer coisa que esteja lhe fazendo mal. Mas quando eles voltam a juntar as partes, costurando-as, eles sabem que uma força além da sua compreensão se encarrega da cura. Apesar de todos os conhecimentos que têm da ciência médica e dos recursos tecnológicos, os médicos precisam continuar depositando sua confiança num fator que está além da ciência e da tecnologia. Precisam confiar nessa força desconhecida que irá assumir as rédeas e curar o paciente quando eles já tiverem feito tudo que está ao seu alcance.

Os médicos usam sua perícia em uma ciência mensurável e quantificável; os agentes da cura usam suas habilidades nas forças não-quantificáveis e não-mensuráveis da vida. Não há motivo para divergências entre os dois grupos. Os pacientes necessitam de ambos e cada um precisa ter conhecimentos básicos a respeito do trabalho do outro. O interesse primário do médico hospitalar pelo paciente se tornou biológico. Ele vê o paciente como uma unidade e seu envolvimento pessoal é mantido num nível mínimo. Infelizmente, essa conduta também está sendo adotada por um número cada vez maior de clínicos gerais.

O interesse que um agente da cura tem pelo seu paciente implica em compreendê-lo como indivíduo e usar seus dons para lhe fornecer doses extras de força ou de vitalidade para que a força vital do paciente, seu espírito, possa aproveitar melhor o que a tecnologia médica está fazendo por ele (se bem que essa tecnologia médica muitas vezes seria desnecessária se o paciente fosse capaz de reconhecer a força que possui dentro de si mesmo).

No entanto, enquanto os agentes da cura continuarem acreditando que, pelo fato de o poder da cura ser um dom, não é necessário qualquer esforço adicional para melhorar ou alterar esse dom, eles continuarão se comportando com meros amadores, incapazes de assumir sua verdadeira responsabilidade na área da saúde. Não resta a menor dúvida de que curar é um dom; mas é um grande absurdo pensar, como afirmam alguns agentes da cura, que não é preciso fornecer nenhuma prova de padrões mínimos de capacidade antes de se declarar apto a exercer a arte da cura para o bem-estar dos seus semelhantes.

Os artistas têm um dom, os cirurgiões têm um dom, até os agricultores têm um dom. Quando pequeno, me ensinaram que as pessoas nascem agricultores, elas não se tornam agricultores; o mesmo também é válido para os agentes da cura. No entanto, todos os grandes artistas aprenderam e treinaram; felizmente, os cirurgiões também fazem isso. E ninguém entregaria suas terras aos cuidados de agricultores que não tivessem um mínimo de experiência, pouco importando se eles têm ou não algum dom.

Os agentes da cura também necessitam de treinamento e de instrução para se desenvolver completamente, para usar e para compreender seus dons. A instrução básica em aconselhamento, psicoterapia, fisiologia, biologia, religiões, metafísica e em qualquer outro assunto direta ou indiretamente relacionado com suas atividades é uma necessidade para que os agentes da cura possam desempenhar cada vez melhor suas funções. É bem verdade que uma mãe não precisa de um diploma ou de um certificado para amar e cuidar dos seus filhos, mas isso se torna necessário quando ela resolve cuidar dos filhos de outras pessoas, como professora, consultora, etc.

Quando os agentes da cura começarem a se encarar com seriedade, os médicos começarão a encará-los do mesmo modo. A terapia da cura está sendo extremamente necessária para resolver as causas de muitos dos problemas de saúde do país, uma vez que a terapia baseada em drogas não representa uma resposta completa. Acredito que a profissão médica tenha se perdido no enorme emaranhado da tecnologia. Ela foi reduzida ao tratamento dos sintomas que o subconsciente continuará produzindo independentemente dos tratamentos médicos, até que alguém vá além dos sintomas e identifique a causa. Isso e apenas isso representa uma cura verdadeira.

Fontes

Bibliografia

Neste livro, usei apenas em parte o material de referência, pois esta obra é, principalmente, o resultado de experiências pessoais. No entanto, dois livros têm tido um valor particular para mim e são citados aqui para que outros possam se aproveitar das informações neles contidas.

— Robert D. Becker, M.D., e Gary Seldon, *The Body Electric,* Quill, William Morrow, Nova York, 1985.

— Dr. Wayne W. Dyer, *Your Erroneous Zones*, Sphere Books Ltd, Londres, 1976.

Endereço útil

Se você quiser mais informações a respeito da cura alternativa, entre em contato com:

National Federation of Spiritual Healers (NFSH),
Old Manor Farm Studio, Church Street, Sunbury-on-Thames, Middlesex TW16 6RG.

MEDICINA VIBRACIONAL

Uma Medicina para o Futuro

Richard Gerber, M.D.

Em *Medicina Vibracional*, o dr. Richard Gerber nos leva à compreensão e à aceitação desta nova modalidade de medicina. Neste livro, resultado de mais de doze anos de leituras, estudos e pesquisas, o autor constrói um lúcido modelo do organismo humano, partindo do físico e chegando ao etérico. Depois, ele segue em frente para também incluir no modelo as propriedades e características das energias sutis dos planos espirituais.

Assim, passamos a entender o organismo humano como uma série de campos de energia multidimensionais que se influenciam reciprocamente. Ao desenvolver este modelo em termos científicos e ao endossá-lo com algumas das mais recentes e fascinantes pesquisas clínicas e laboratoriais, *Medicina Vibracional* permite que o leitor aprecie de forma mais plena a linguagem corpo/mente/espírito, cujo desdobramento atual é a medicina holística.

Além de discutir os diversos mecanismos de cura, este livro é também uma introdução e uma nova maneira de encarar a saúde e a doença de modo geral. Trata-se de uma tentativa de ir além do modelo de doença geralmente aceito pela medicina tradicional a fim de compreender de forma mais profunda por que nossos pensamentos e emoções afetam a nossa fisiologia e de que modo terapias tão simples, à base de ervas, de água e essências florais, por exemplo, podem ser agentes de cura tão eficazes.

Medicina Vibracional é, sem dúvida, o mais definitivo e inteligente livro já publicado a respeito da medicina energética, cobrindo todos os campos da arte de curar que se convencionou reunir sob a denominação geral de medicina alternativa.

* * *

O dr. Richard Gerber graduou-se em medicina pela Escola de Medicina da Wayne State University, em Detroit. Nos últimos doze anos, vem pesquisando métodos alternativos de diagnóstico e de cura, incluindo o uso da fotografia Kirlian para a detecção do câncer. A compilação desses anos de pesquisa forma a base para este livro.

EDITORA CULTRIX

Outras obras de interesse:

CURA ENERGÉTICA - O poder sutil e curador das mãos
Silvio Camargo

A CURA PELAS MÃOS
Richard Gordon

CURANDO COM AMOR - Um programa médico inovador para a cura do corpo e da mente
Leonard Laskow

CURAR, CURAR-SE
Richard Carlson e *Benjamin Shield*

OS DEUSES E A CURA - A Magia dos Símbolos e a Prática da Teoterapia
Peter Lemesurier

O DOM DE CURAR
A. A. Worrall

A ENERGIA DAS MÃOS
Matthias Mala

A ENERGIA ESPIRITUAL E SEU PODER DE CURA
Dudley Blades

EXORCISMO - A Cura da Possessão Espiritual a Distância
Eugene Maurey

LUZ EMERGENTE - A Jornada da Cura Pessoal
Barbara Ann Brennan

MÃOS DE LUZ - Um Guia para a Cura Através do Campo de Energia Humana
Barbara Ann Brennan

NOVAS DIMENSÕES DA CURA ESPIRITUAL
Frances Vaughan

PALAVRAS QUE CURAM
Douglas Bloch

SUAS MÃOS PODEM CURAR
Ric A. Weinman

AS TERAPIAS INICIÁTICAS - Como alcançar o equilíbrio do corpo e do espírito
Henri e *Claudine Czechorowski*

A CURA PELOS FLUIDOS
Celina Fioravanti

CURA PRÁTICA PELA ÁGUA
Yogue Ramacháraca

A FORÇA CURATIVA DA RESPIRAÇÃO
Paula Horan e *Brigitte Ziegler*

Peça catálogo gratuito à
EDITORA CULTRIX
Rua Dr. Mário Vicente, 374 - Fone: 272-1399
04270-000 - São Paulo, SP